イラストでみる

はじめての
大量調理

著　殿塚 婦美子　山本 五十六

学建書院

はじめに

　大量調理をおいしく作るための調理の理論は，少量調理と変わりません．しかし，大量調理では一回に調理する分量，調理機器の能力等により，調理操作，調理過程，加熱速度等において少量調理とは異なる現象が生じることがあります．そのため各々の施設の条件のなかで，大量調理で美味しく作ることのできる調理の条件を考えていくことになります．

　また大量調理では，誰が担当しても，いつでも一定の品質（おいしさ等）に作ることができるよう調理の条件を標準化（マニュアル化）しておくことが必要になります．

　本書は，はじめて大量調理を行う方にもわかりやすく，大量調理の調理技術の基本と食中毒を出さない必須事項を記述しました．さらに長年給食施設の現場で培った調理技術を，大量調理の"裏ワザ"として，元日本学校調理師会会長 山本五十六先生に執筆して頂きました．

　給食施設の調理をご担当の皆様，栄養士，調理師を目指す学生・生徒の皆様のお役に立つことができましたら，この上ない喜びです．

　本書の発行にあたり，学建書院の皆様に大変お世話になりました．また編集・制作にご尽力頂きました編集部長大崎真弓さんに厚く御礼申し上げます．

平成26年8月

殿塚婦美子

もくじ

A　大量調理の基本

1. 洗　浄
   1) 生で食べる野菜，果物の洗浄　　2
   2) ゆでる，煮るなど加熱する場合の洗浄　　3
   3) 魚類の洗浄　　3
2. 切さい
   1) 包丁による切さい（手切り）　　4
   2) 野菜の切り方　　4
   3) 切さい機による切さい　　6
3. 下調理
   1) 浸　漬　　7
   2) 下　味　　9
4. ゆでる
   1) もやし　　10
   2) 根菜類（じゃがいも）　　11
   3) 麺類（乾麺，生麺，うどん，そば，スパゲティなど）　　11
   4) 固ゆで卵　　12
5. あえる（あえ物・酢の物・サラダ）
   1) 材料の下調理　　13
   2) あえ衣　　13
   3) あえるタイミング　　13
6. 煮　る
   1) 和風煮物（含め煮，おでん，肉じゃがなど）　　14
   2) 洋風煮物（ロールキャベツ，ポトフ，クリーム煮，ビーフシチューなど）　　15
   3) スチームコンベクションオーブン（スチコン）の活用　　20
7. 蒸　す
   1) 加熱機器　　23
   2) 加熱温度　　23
8. 焼　く
   1) 焼き物機　　24
   2) 調理上のポイント　　24
9. 炒める
   1) 炒め物の基本　　25

 2) 調理上のポイント　　25
10　揚げる
 1) 揚げ物の基本　　27
 2) 調理上のポイント　　27
11　汁　物
 1) 汁物の基本　　28
 2) だしのとり方　　28
 3) 汁物の加熱時間および蒸発量の予測　　30
 4) 調　味　　30
12　炊　飯
 1) おいしいご飯の炊き方（ガス炊飯器）　　31
 2) おいしいご飯の炊き方（自動炊飯器）　　32
 3) 味つけ飯　　33
 4) 炊き込み飯　　34
 5) ピラフ（米を炒めない簡易法）　　36

ちょっとくわしく

1 球根皮むき機の使い方（ポテトピーラー）　　38
2 キャベツの放水量　　38
3 葉菜類をゆでたあとのしぼり加減と塩味のつき方　　39
4 魚（ふり塩）の吸塩量　　40
5 豚肉（しょうゆ）の吸塩量　　40
6 焼き物・揚げ物の調味（下味）　　41
7 葉菜類のゆで方　　42
8 大量の鶏卵のゆで方　　43
9 たまねぎの炒め方　　44
10 ローストフラワー（焙焼小麦粉）とブラウンルーの比較　　45
11 焼き物機の種類と特徴　　46
12 焼き物の加熱条件　　46
13 焼き物（ハンバーグステーキ）の重量減少と各成分の減少　　47
14 フライドポテトの油の温度変化　　48
15 汁の塩分濃度の変化　　49
16 炊き込み飯の具の量　　50

B 大量調理の裏ワザ

① **野菜の下処理**
   －手早くきっちりと－
   1 球根皮むき機は，野菜を入れすぎない，目を離さない　54
   2 ねぎは，切れ目を入れて洗うと泥が取れやすい　54
   3 野菜の洗浄は，少しずつ手早く，必ず3回洗浄する　55
   4 はくさい，キャベツ，レタスの水切りは下向きに置く　55

② **切さい**
   －大量野菜を手早く，楽に切る－
   1 切り込みをいれてから切さい機にかける　56
   2 大量調理の包丁は両刃が使いやすい　56
   3 切った食材をまな板からザルに入れるときの包丁の扱い　57
   4 生のかぼちゃは，ゆでてカットすると楽に切れる　57
   5 すいかは筋を入れてから切ると，きれいに切れる　58
   6 くだものに切れ目を入れて食べやすくする　58

③ **下調理**
   －仕上がりに差がつく－
   1 さつまいもは切ったあと，食塩水につけてから調理する　59
   2 さといもは切ったあと，塩でもんで下ゆでする　59
   3 サラダや漬物の野菜は，切ってから加熱して冷やす　60
   4 なすは，油で揚げたものを調理の最後に加える　60
   5 こんにゃくは，ゆがいてから使用する　61
   6 豆腐は水から温めて，調理の最後に加える　61

④ **ゆでる**
   －色よく－
   1 えだまめ，さやえんどう，いんげんは，ゆでる前に塩もみ　62
   2 冷凍グリンピースは，ゆっくり冷ますとしわにならない　62

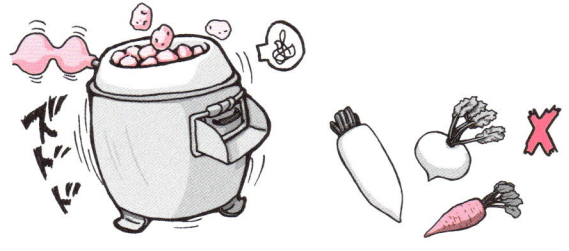

5 あえる
－味を均等に－
1. ごま和え，おかか和えは，あとで調味する　　63
2. 大量調理のドレッシングは，加熱してつくる　　63

6 煮る
－煮くずれないように－
1. じゃがいもが六,七分煮えのときにルーを入れる　　64
2. くずれやすい食材は，仕上がり時間から逆算して入れる　　64
3. スパゲティミートソースは，にんじんが煮えてから調味　　65
4. 煮込みうどんの麺は，よくゆでてから汁と合わせる　　65
5. 煮魚をおいしく煮るには，煮汁を多くする　　66
6. 釜の蓋をしてはいけない調理　　68
7. くずさず弱火で煮る調理では，落とし蓋をする　　68
8. ミートソースに小麦粉を振り入れるときは，調味の前に　　69
9. ホワイトルーからべシャメルソースをつくる　　69
10. ホワイトルーを失敗しないための温度管理とぼそぼそ感　　70

7 蒸す
－すが入らないように－
1. 茶わん蒸し，プリン，焼きプリンをなめらかにつくるには　　71

8 焼く
－温度が大切－
1. さつまいもを甘く仕上げるには，低い温度で焼く　　72

9 炒める
－水っぽくなくおいしく－
1. 炒め物の調味料は合わせておく　　73
2. いり卵は，仕上げ前に弱火で水分がなくなるまで炒める　　73
3. 麻婆豆腐の豆腐は小さく切って温めておき，最後に入れる　　74
4. 焼きそばは，麺と具を別出しにする　　74

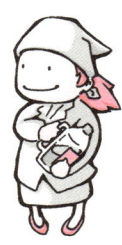

10　揚げる
－揚げむらなく香ばしく－
1　揚げ物を均一に揚げるには　一度に投入する　　75
2　いかのリング揚げは，湯を通してから揚げると丸くなる　　76
3　鶏のから揚げは，二度揚げの原理でカラッと揚げる　　76
4　大量調理では，かき揚げの衣に水を一度に入れない　　77
5　大学いも，ポテトフライのコツは，温度管理　　77

11　汁　物
－おいしいだしをとる－
1　大量調理でのおいしいだしとスープのとり方　　78
2　みそ汁，スープにかぶを使用するときは煮すぎない　　79
3　汁物に魚を使用するときは，熱湯で湯通ししてから入れる　　79
4　スープの仕上げのスパイスは，先に少量のスープと混ぜる　　80
5　みそ煮のみそは最初に，みそ汁のみそは最後に入れる　　80
6　卵スープ，かき卵汁は，沸騰させて仕上げる　　80

12　炊　飯
－おいしくふっくら－
1　洗米は，力を入れず軽くかき混ぜ，手早く水を捨てる　　81
2　ちまきをつくるときは米を30分以上つけておく　　81
3　チキンライスは下味をつけて炊いたご飯に具を混ぜる　　82

13　デザート
－簡単で見た目よく－
1　小麦粉と白玉粉は，別々に練ってから合わせる　　83
2　フルーツポンチのシロップの水は2回に分けて入れる　　83
3　果汁入り寒天デザートは，果汁を入れたら煮立たせない　　84
4　ゼラチンは，湯せんで調理する．沸騰させてはダメ　　84
5　スイートポテトのさつまいもは，大きくカットしてゆでる　　84

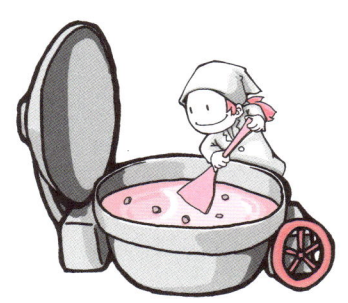

C 大量調理の衛生管理

1. **衛生的に安全な食事の提供**　86
2. **調理従事者の衛生管理**
   1) 健康管理　87
   2) 身仕度　87
   3) 手洗いマニュアル　88
3. **器具の洗浄・殺菌マニュアル**
   1) 包丁，まな板，ボール，バットなどの調理器具　90
   2) ふきん　90
   3) 調理台　91
   4) 食　器　91
   5) ガスレンジ　92
   6) 冷蔵庫，冷凍庫，食器戸棚，器具保管庫など　92
   7) シンク　93
   8) 床，グリストラップ，排水溝　93
4. **食品の衛生管理　その1**
   －食材料の購入・検収・保管マニュアル－
   1) 食材料の購入　94
   2) 検収の立ち合い　94
   3) 保存食（検食：衛生検査資料）の採取　95
5. **食品の衛生管理　その2**
   －食材料の洗浄・殺菌マニュアル－
   1) 生食用の野菜　96
   2) 加熱用野菜　96
   3) 果物，ミニトマト　97
6. **加熱調理食品の中心温度・加熱時間の記録マニュアル**
   1) 揚げ物　98
   2) 焼き物，蒸し物　99
   3) 煮物，炒め物　99
7. **調理後の食品の温度管理マニュアル**　100

ちょっとくわしく

　1　調理従事者の毎日の衛生管理点検表　　102
　2　調理などにおける厳守事項　　103
　　1）下処理・調理中の取扱い　　103
　　2）調理後の取扱い　　103
　3　標準作業書　　104
　　1）手洗いマニュアル　　104
　　2）器具等の洗浄・殺菌マニュアル　　104
　　3）原材料等の保管管理マニュアル　　105
　　4）加熱調理食品の中心温度及び加熱時間の記録マニュアル　　106
　4　原材料・製品等の保存温度　　108

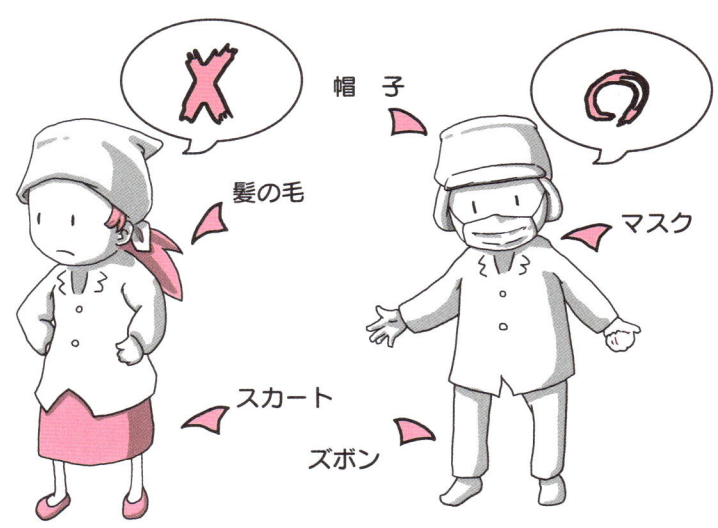

※おことわり
本書のイラストの女の子の服装は調理従事者の適切な身支度ではありません．
正しくはマスク，帽子，ズボンを着用してください．

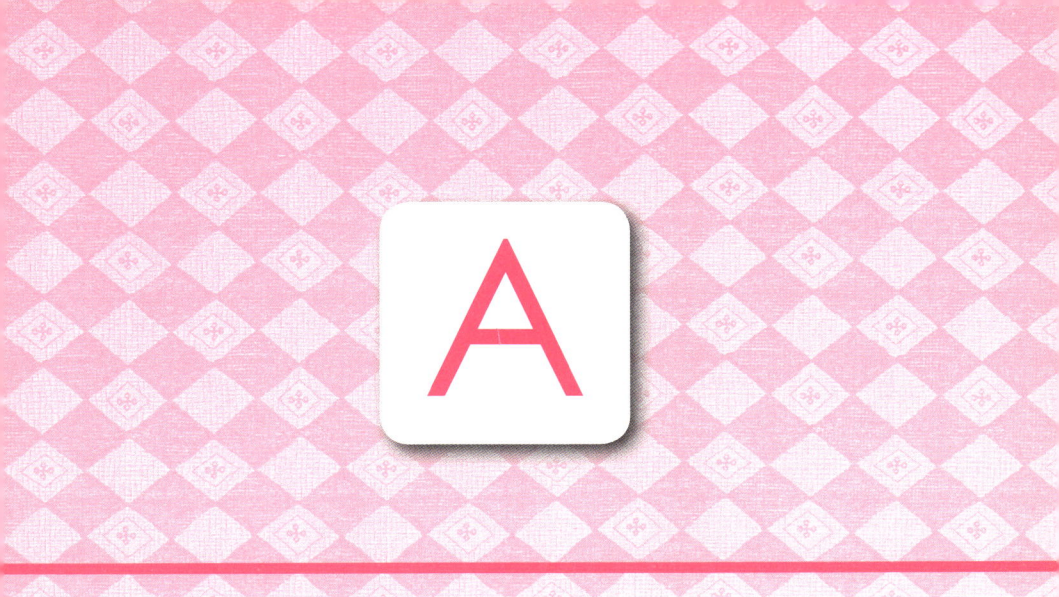

大量調理の基本

1　洗　浄

　有害物（大腸菌などの細菌）や汚れ，不味成分を除き，衛生的に安全な状態にします．

1　生で食べる野菜，果物の洗浄

a　水洗い

　洗浄前の野菜は食中毒に関連する細菌に汚染されていますので，三層シンク，流水で十分に洗います．

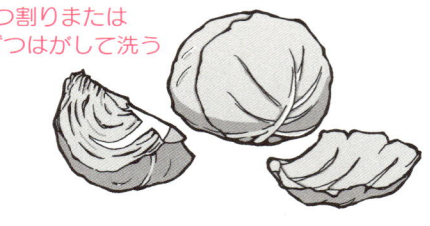

こすり洗い

４つ割りまたは１枚ずつはがして洗う

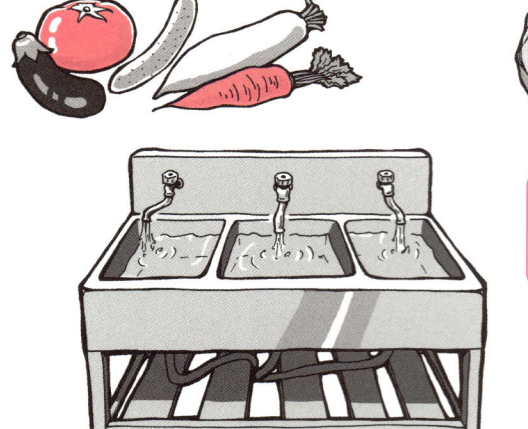

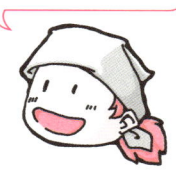

> a・b どちらの洗い方にするかは給食施設の方針で決めます．いずれも衛生的に安全に！

b　消毒する場合

> 水 100L に対し，次亜塩素酸 1 カップ（200cc）
> シンクにどこまで水を入れるか目印をつけておくと便利

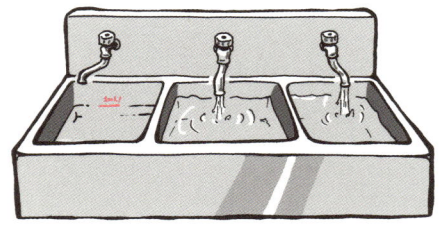

> 次亜塩素酸ソーダ 100ppm（約 500 倍）
> 電解水（pH2.7 以下の強酸性水）

2 ゆでる，煮るなど加熱する場合の洗浄

　ため水と流水で十分洗います．加熱殺菌できるので消毒はしません．
　炒め物は加熱調理ですが，大量調理では食品が均一に高温にならない場合があるので，食品によっては消毒します．
　ため水・流水：シンクに水をため，流水でシンク内の水を換水させながら洗います．

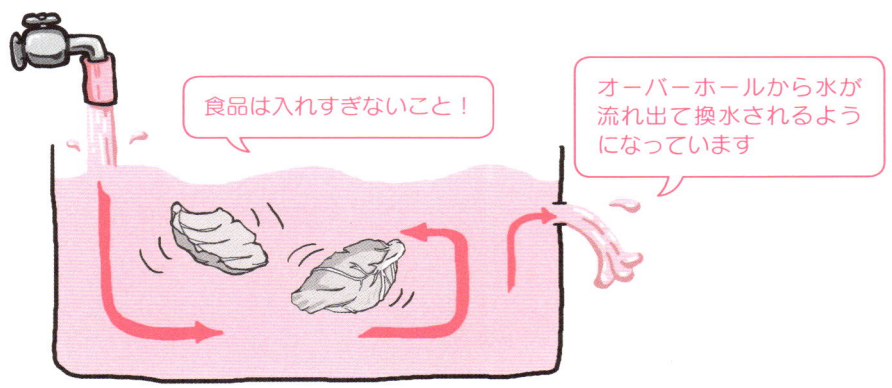

3 魚類の洗浄

　魚専用シンクで洗い，まな板，バットなどの器具類も魚専用のものを使用します．切身の場合でも，表面の細菌や解凍後（冷凍魚の場合）のドリップ，生臭さを除去するために洗浄することもあります．
　手指の洗浄・消毒を徹底し，専用エプロン，使い捨て手袋を着用します．

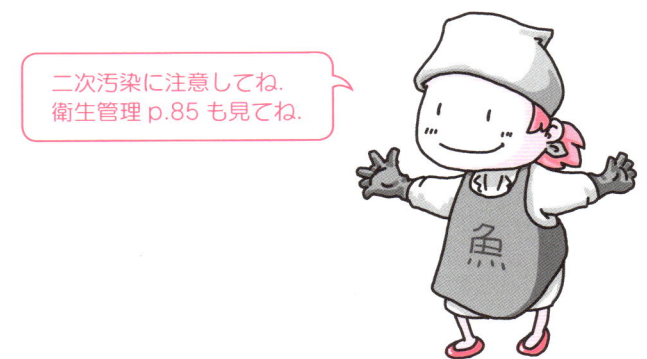

2 切さい

調理法や食品の特徴，調理員の人数，調理時間，処理量などによって機械切りと手切りを使い分けます．

1　包丁による切さい（手切り）

まな板は，用途別（加熱用，非加熱用など）に分け，専用のものを使用します．生食する食品（野菜，果物），加熱後の食品やパンを切るときは，消毒された包丁を使用します．

2　野菜の切り方

調理目的に応じて，切り方や大きさを工夫します．食品のかたさや形のバランスを考え，美しく食べやすく切ります．

名称と切り方

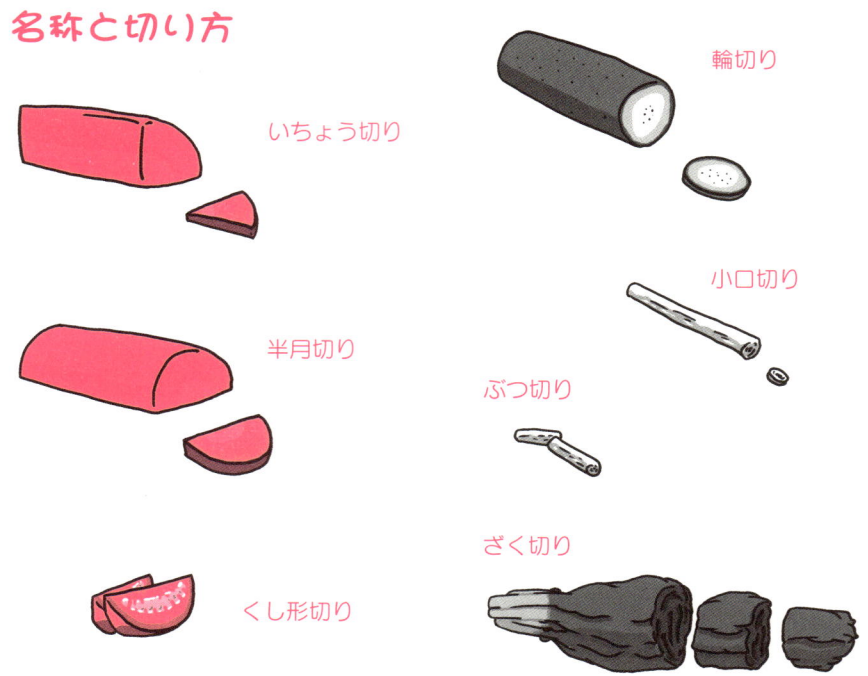

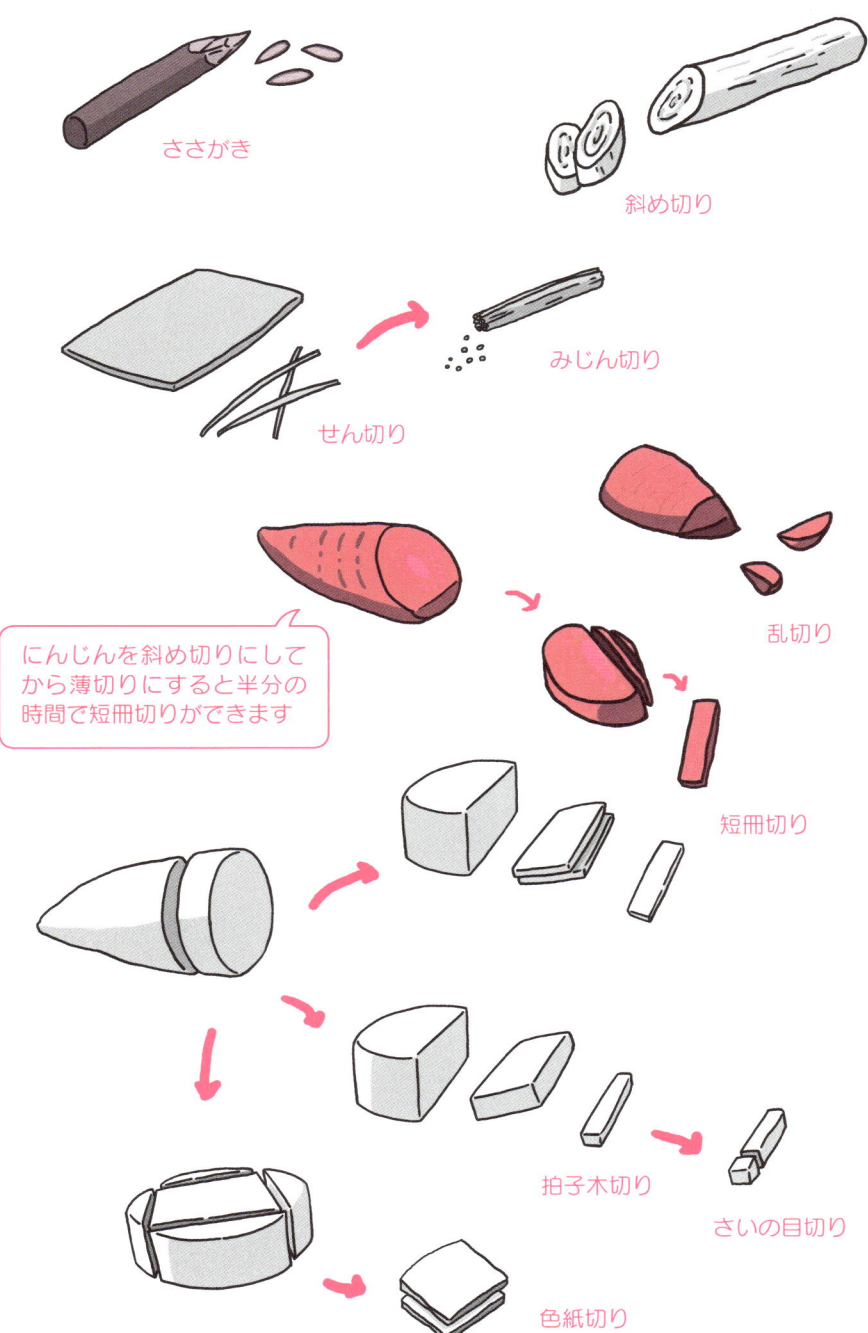

3 切さい機による切さい

a 切さい機の種類
野菜切さい機，スライサー，フードカッター，合成調理器（フードスライサー），ミートチョッパーなどがあります．

b 使い方
生食する食品を先に，汚染度の低い食品から順に切さいします．

球根皮むき機（ポテトピーラー）は，1回に入れる食品の分量と操作時間を決めます． ➡ ちょっとくわしく p.38

c 保守管理
使用後はプレート（刃），ベルトなどを取りはずして洗浄・消毒し，消毒保管庫や殺菌保管庫で保管します．

d 切さい機の欠点
手切りと比較して，食品によっては，
- 切さい後の放水量（分離液）が多くなります．
- 形や大きさにばらつきが生じやすくなります．
- 歯ざわりや口当たりが悪くなります．

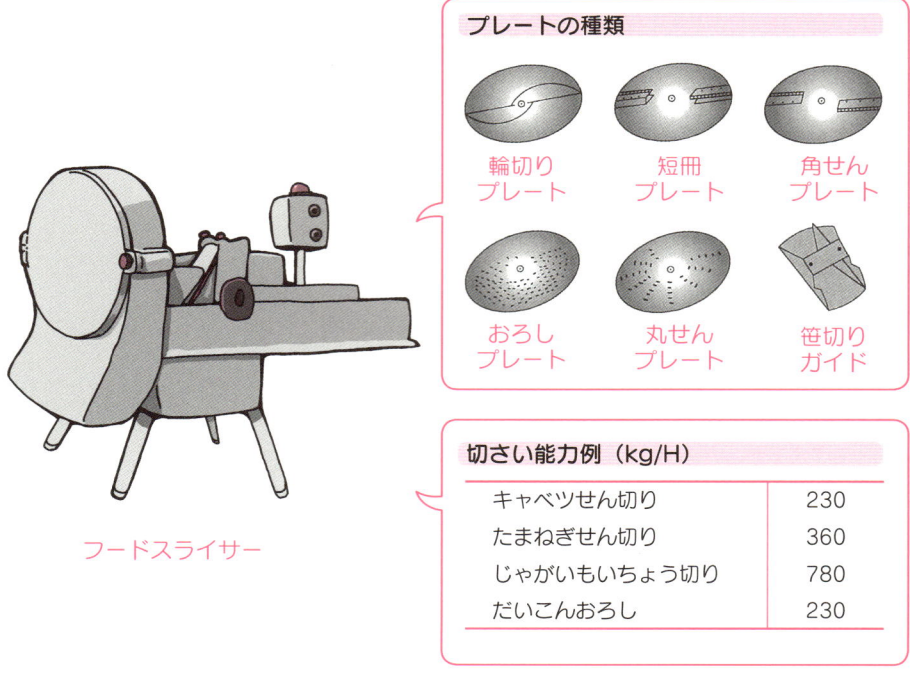

フードスライサー

プレートの種類

輪切りプレート／短冊プレート／角せんプレート
おろしプレート／丸せんプレート／笹切りガイド

切さい能力例（kg/H）

キャベツせん切り	230
たまねぎせん切り	360
じゃがいもいちょう切り	780
だいこんおろし	230

3 下調理

1 浸漬

　切さい後，あくなどの不味成分や塩分の除去，吸水，膨潤化，酵素作用の抑制，あるいは旨味成分の浸出などを目的に，水またはぬるま湯，食酢，食塩などの溶液につけます．

a　あく抜き・褐変防止
　野菜や果物の皮をむいて切ったあとは，中に含まれるポリフェノール化合物が空気中の酸素と反応して褐色のメラニンなどを生成します．それを防ぐため，水，酢水，食塩水につけます．

- 水：切り口から酵素が除去され，また空気が遮断されるので褐変を防ぎます．
- 酢水，食塩水：酵素作用を抑制する効果があります．

あく抜きの仕方

食 品	浸漬液	効 果
じゃがいも	水	じゃがいも中の酸化酵素によるメラニン生成を抑制 メラニンは水溶性のため水につけて酸素を遮断する
さつまいも	水	さつまいも中の酸化酵素による着色を抑制 タンニン（あく）を含むのであく抜きにもなる
ごぼう （切ったもの）	水	あく抜きと褐変防止
なす	水 食塩水	水または1％の食塩水（1L水に食塩10g）につけ，酵素作用を抑制
れんこん	食酢液	3％程度の食酢液（1L水に食酢30mL：大さじ2）につけ，酵素作用を抑制．白く仕上がる
りんご，なし	水 食塩水	水または食塩水（0.5〜1％）につける 味を損なわないよう食塩水の濃度に注意

b 乾物の戻し方

乾物は，調理する前に十分に水を吸収させて用います．
- 戻したあとの重量（目安）を知っておくと，使用量を考えるときに役立ちます．
- 食品の品質，水温，時間などによって重量倍率が異なります．
- 用途に合った戻し方を知っておきましょう．

乾物の戻し方と倍率の目安（戻したあとの重量と容積がほぼ同じもの）

食　品	倍　率	戻し方
干しわかめ	8〜10倍	水またはぬるま湯につける
塩蔵わかめ	2倍	2〜3回水を替えて塩をよく洗い流す
切り干しだいこん	4〜7.5倍	水またはぬるま湯につける
かんぴょう	5〜10倍	熱湯につけて10分くらいおく
はるさめ	3〜7倍	用途により，熱湯につける，またはゆでる
きくらげ	5〜10倍	水またはぬるま湯につける
豆　類	2〜2.5倍	水に6〜10時間つける
高野豆腐	6〜8倍	ぬるま湯につけて戻し，水のなかで押し洗いしたあと，水気をしぼる

乾物の倍率の目安（戻したあとの重量と容積が異なるもの）

食　品	浸漬時間	重量の倍率	容積の倍率
干しひじき	20〜30分	6〜7倍	10倍
干ししいたけ	15〜60分	4〜5倍	2.5倍

2 下味

下味には，食塩，しょうゆ，だし割りしょうゆなどが用いられます．

下味のつき方は，調味料の濃度，切り方による表面積，時間および食品の種類によって異なります．

a 生野菜

あえ物，酢の物は，0.5％の食塩で下味をします．下味と同時に，水分をとってやわらかくしますが，食品の種類や切り方，分量，下味時間によって放水量，塩味のつき方が異なります．➡ ちょっとくわしく p.38

b ゆで野菜

いつでも同じ味に仕上げるには，しぼり加減を一定にします．
➡ ちょっとくわしく p.39

ゆでたあと，真空冷却器で冷却すると，70～80％に脱水されるので，しぼり操作はいらなくなります．

葉菜類のしぼり加減の目安（生の重量に対する％）

状 態	しぼり加減	重量に対する％
生 → ゆでる	しぼらない	100±数％
ゆでたあと	軽くしぼる	90％
	よくしぼる	80％
	かなりよくしぼる	70％

c 魚肉類

魚肉には特有の生臭さがあるため，香辛料や香味野菜などを加えた調味液につけます．調味料には食塩，しょうゆ，みそ，酒，みりんなどが用いられます．

- ふり塩：食塩は材料の0.5～1.0％，下味の時間は20～30分．
  ➡ ちょっとくわしく p.40
- しょうゆなどの調味液で下味をする場合：調味液量と浸漬時間によって，吸塩率が異なります．また，調理法によって出来上がり重量が変化することも考慮します．
  ➡ ちょっとくわしく p.40，41

4 ゆでる

　加熱機器（回転釜・鍋など），ゆで水の量，1回にゆでる量によってゆで時間が異なります．おいしくゆでるためには，これらの条件を決めます．

1 もやし

a　1回にゆでる量

- 沸騰水の分量によって1回に入れることのできるもやしの量が異なります．
- 回転釜の加熱能力によって違います．
- 少量調理のゆで時間を目安に，各施設の釜によって沸騰水の量に対して1回にゆでることのできる量を決めます．　➡　**ちょっとくわしく p.42**

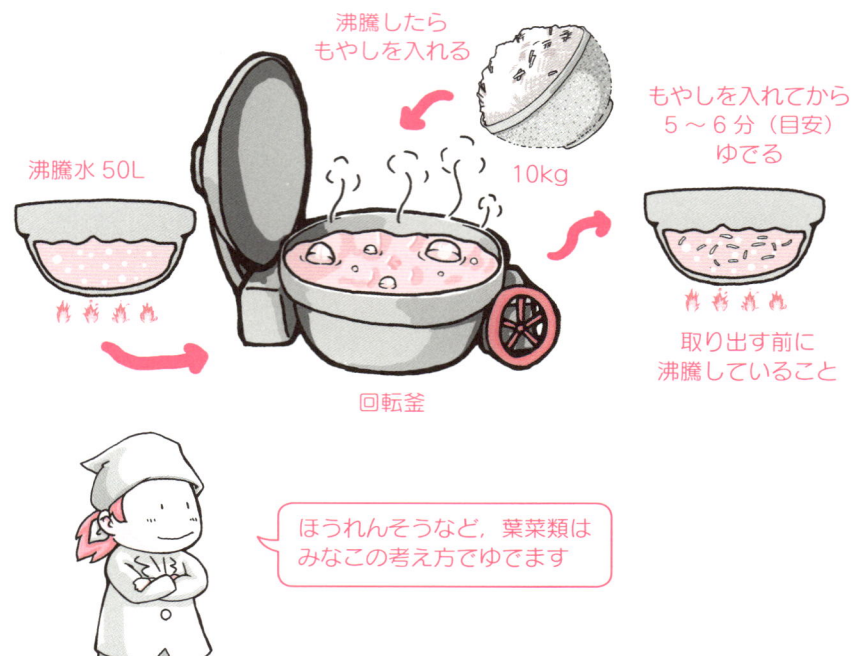

沸騰したらもやしを入れる

沸騰水 50L

10kg

もやしを入れてから5〜6分（目安）ゆでる

取り出す前に沸騰していること

回転釜

ほうれんそうなど，葉菜類はみなこの考え方でゆでます

2　根菜類（じゃがいも）

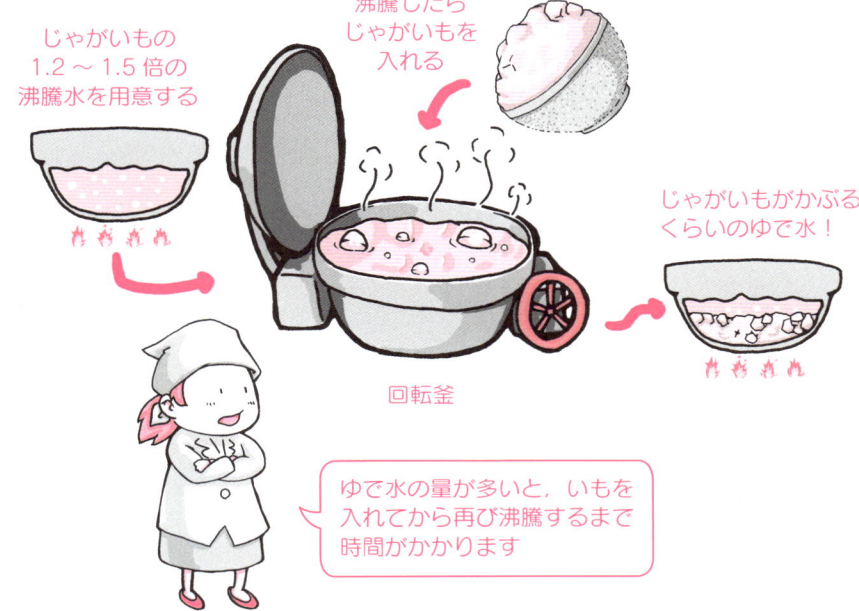

切ったじゃがいもは沸騰水の方が加熱時間が短く，うまみ成分の流出が少ないのでおいしくできます．にんじん，ごぼう，だいこんなども同じ考え方でゆでます．

3　麺類（乾麺，生麺，うどん，そば，スパゲティなど）

a　ゆで水と麺の量

ゆで水の量と麺の重量は，釜の熱容量によって異なるので，ゆでる釜の大きさによって決めます．

b　再沸騰までの時間を短く

沸騰水に麺を入れたあと，再び沸騰するまでの時間が長くなると，麺の表面のでん粉が溶け出してゆで水の対流を阻害し，ゆで時間が長くなり，ゆで上がりの麺のテクスチャー（歯ざわりなど）に影響します．

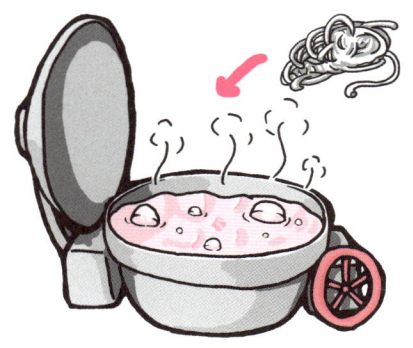

4 固ゆで卵

卵を固ゆでにゆでる時間は，少量でも大量でも同じです．卵がかぶる程度の水を入れ，ゆで水が80℃に達したあと，沸騰時間を含めて12〜13分です．

a 少量の場合

80℃から沸騰までの時間が短いため，この間の時間を無視してもゆですぎることはないので，沸騰後12〜13分としています．

b 大量の場合

卵の量，ゆで水の量，熱源の大きさ（消費エネルギー）によって，ゆで水が80℃から沸騰するまでの時間が長くなるので，この間の時間を無視することができません．沸騰後12〜13分ではゆですぎてしまいます．

水から沸騰までの時間と，80℃から沸騰までの時間は比例しますので，はじめに水から沸騰までの時間を計っておくと，80℃から沸騰までの時間を予測することができます．　➡　**ちょっとくわしく p.43**

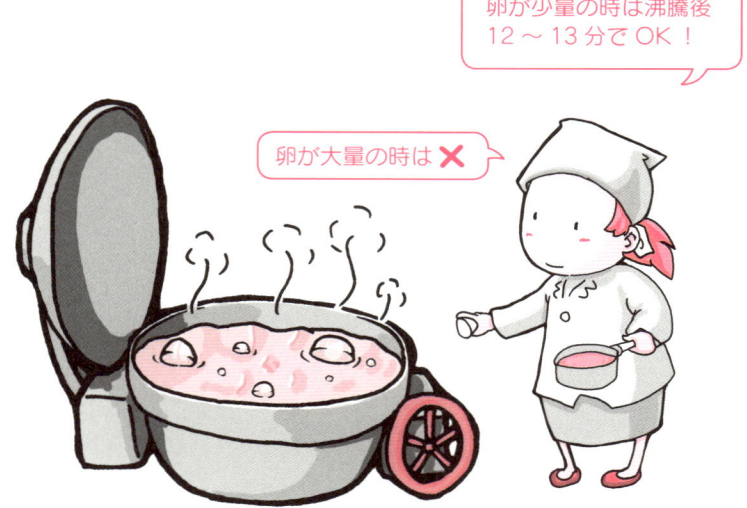

卵が少量の時は沸騰後12〜13分でOK！

卵が大量の時は✗

卵は水から入れます
ゆで時間は80℃に達したあと，12〜13分

5 あえる
－あえ物，酢の物，サラダ－

1 材料の下調理

下調理した材料をあえ衣で混ぜ合わせる調理法です．　➡　下調理 p.7 参照．

a　生の野菜・果物

洗浄 → 消毒 → 水きり → 下味 → 冷却

b　加熱して用いる野菜など

洗浄 → ゆでる → 冷却 → 下味 → しぼる → 冷却

c　魚介類・肉類・魚肉加工品
生では使用禁止

加熱→中心部75℃・1分間以上（二枚貝85～90℃・90秒間以上）→冷却

2 あえ衣

あえ衣の調味

	調味料	調味の割合	適用
塩味	塩，しょうゆ，みそ	塩分：0.8～1.0% しょうゆ：6倍の分量 みそ：約10倍の分量	フレンチドレッシング ごまあえ お浸し
糖分（甘味）	砂糖	4～8%	ごまあえ，ごま酢あえ
酸味	食酢，ワインビネガー	4～10%	フレンチドレッシング
油	サラダ油，オリーブオイル	4～10%	フレンチドレッシング

3 あえるタイミング

供食（提供）直前にあえます．

6 煮る

1 和風煮物（含め煮，おでん，肉じゃがなど）

　加熱の度合いや調味（味のつき方）が不均一になりやすいため撹拌が必要ですが，煮くずれの原因ともなり，調理技術を要します．

a 材料配合と分量
　出来上がりの外観（いろどり），味（おいしさ），煮える時間などを考えます．

含め煮，炒め煮，いり鶏 など　　　　ひじき，切り昆布，きんぴら，
　　　　　　　　　　　　　　　　　切り干しだいこん など

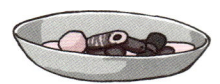　　　　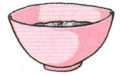

100〜120g　　　　　　　　　　40〜50g
副菜・一品料理　　　　　　　　　小鉢・付け合わせ

b 切り方
- 見た目の美しさ（バランス）
- 切り込み作業の能率
- 手早く均一に盛りつけられる大きさ，形
- 煮える時間が異なる場合は，大きさ（厚さ）で調整

c 煮汁の分量

含め煮，おでん，ポトフなど　　　炒め煮，いり鶏など

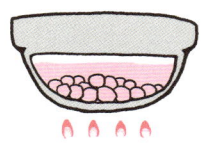　　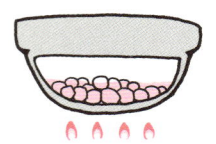　煮上がったとき煮汁を残さないこと

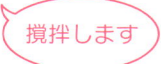

材料の80〜100%　　　　　　　材料の10〜20%

d 火加減と余熱の利用
　煮汁が沸騰するまでは強火とし，その後は沸騰が継続できる火力（中火〜弱火）にします．1釜の量や煮汁が多いほど，余熱が大きいので消火後余熱を利用して加熱時間を短くします．

e 調味
- 煮汁が沸騰し，砂糖が溶けたら，食塩・しょうゆ，みその順で調味し，食酢は最後に入れます．
- 砂糖と同時に食塩を加えると，食塩が先に浸透し，砂糖の浸透が阻害されます．
- しょうゆの香りは揮発性のため，使用量の一部を最後の仕上げに加えるとよいでしょう．

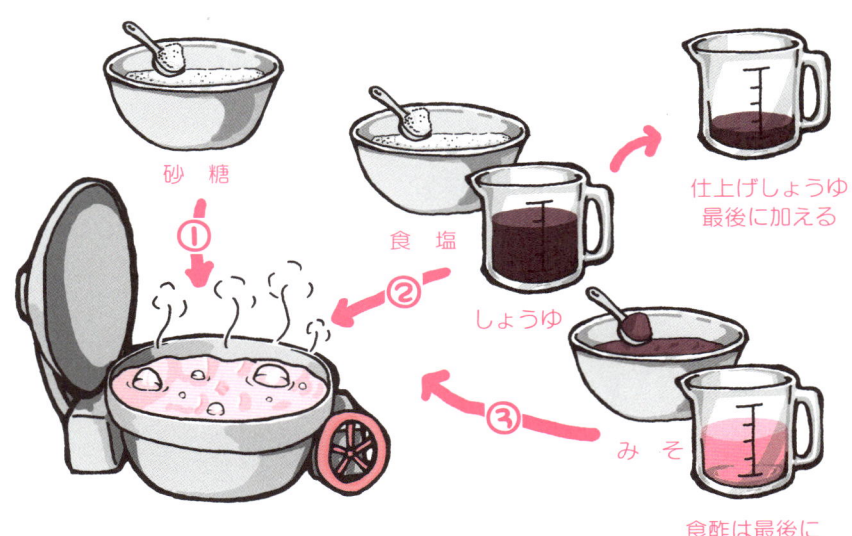

2 洋風煮物（ロールキャベツ，ポトフ，クリーム煮，ビーフシチューなど）

a 香味野菜，調味料の扱い
- にんにく，しょうがなどは，成分を抽出するため，はじめに低い温度の油で炒めます．
- 調味（食塩）は，加熱の途中で2〜3回に分けて行います．

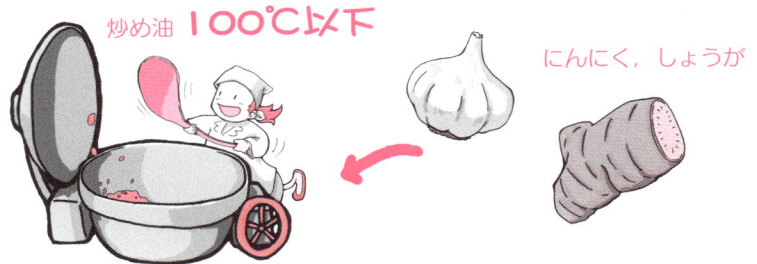

b　たまねぎの炒め方
①ホワイトシチュー，クリーム煮
　たまねぎが透明になるまで炒めます．

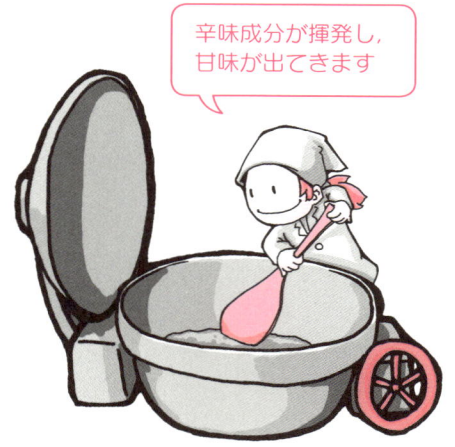

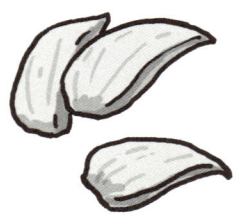

たまねぎしんなり

炒め時間の目安
5〜6分

②ビーフシチュー，カレーソース
　たまねぎの半量をせん切りにして褐色になるまで炒めます．
　水分が蒸発し，辛味成分がカラメル化して甘みが増します．
　焦げない程度に強火で短時間に仕上げます．　➡　ちょっとくわしく p.44

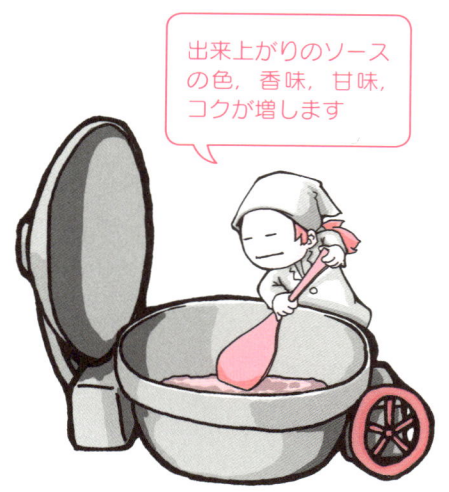

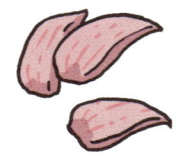

たまねぎ褐色

炒め時間の目安
20〜40分

16

c　ホワイトルー（A），ブラウンルー（B）の作り方

　ルーは時間をかけてゆっくり加熱したほうが，味，コク，風味，旨味，なめらかさがでて，おいしいソースになります．

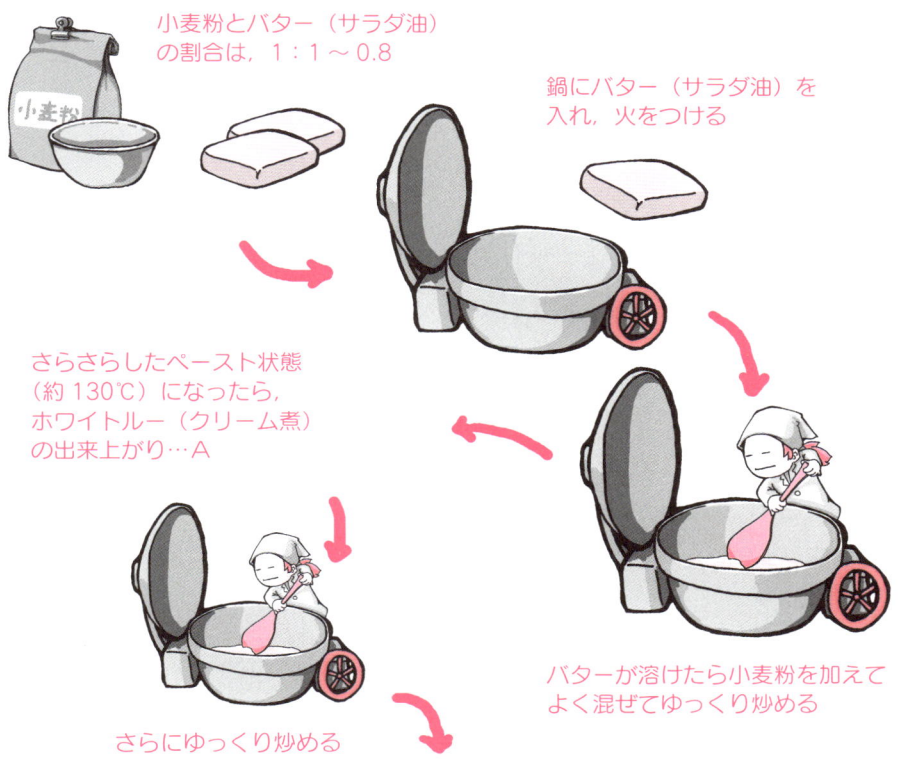

小麦粉とバター（サラダ油）の割合は，1：1～0.8

鍋にバター（サラダ油）を入れ，火をつける

バターが溶けたら小麦粉を加えてよく混ぜてゆっくり炒める

さらにゆっくり炒める

さらさらしたペースト状（約130℃）になったら，ホワイトルー（クリーム煮）の出来上がり…A

淡い黄色から茶色，茶褐色になるまで炒めたら（約175～180℃），ブラウンルー（ビーフシチュー，カレーソース）の出来上がり…B

①ホワイトソースの作り方

　Aのホワイトルーに牛乳（分量の1/4量）を加え，よく撹拌して糊化してきたら，残りの牛乳を3～4回に分けて加え，撹拌しながら煮込みます．

②ブラウンソースの作り方

　Bのブラウンルーにスープを加え，よく撹拌し，さらに煮込みます．

d　ローストフラワー（焙焼小麦粉）

ルー調製の別の方法としてローストフラワーが使われています．
① ローストフラワーの作り方

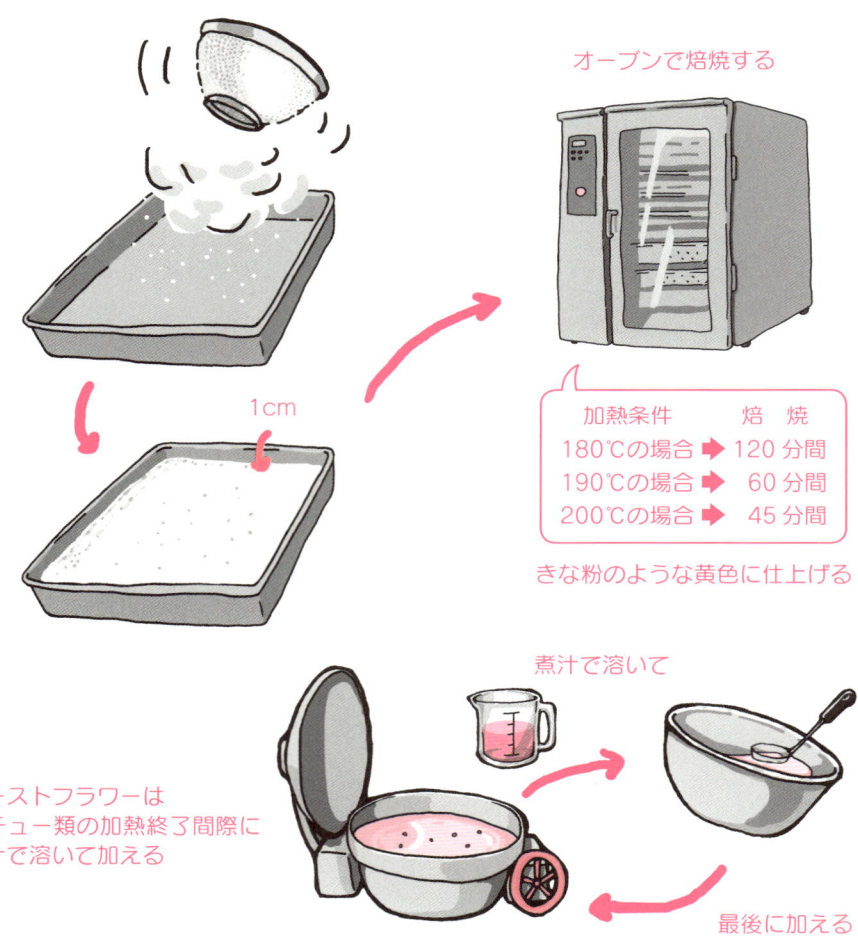

② ローストフラワーの優れた点
- 油を使用しないのでエネルギーを低く抑えられます．
- 撹拌の手間がありません．
- ローストフラワーを入れてからの煮込み時間が短くてすみます（5分）．
- 官能テストでブラウンルーと同等の評価　➡　**ちょっとくわしく p.45**

e 煮込み時間
①鶏肉や魚介類：加熱時間が比較的短い煮込み料理に使われます．
②牛肉や豚肉：筋線維がやわらかくなるまで，弱火で1〜2時間煮込みます．
途中ブラウンソースを加えます．

f 給食の調理時間内（2〜3時間）で煮込む場合の調理工程例

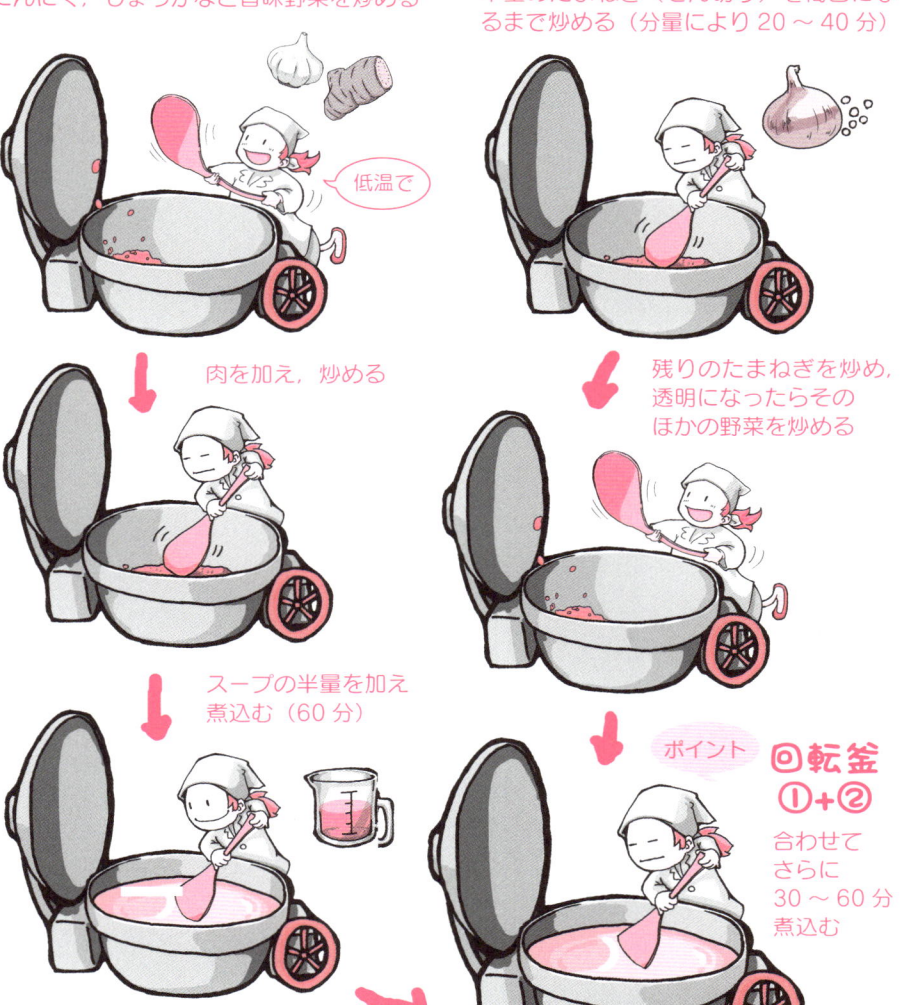

3 スチームコンベクションオーブン（スチコン）の活用

　オーブンモード，スチームモード，コンビモード（オーブンにスチームを加えながら加熱する）などにより，焼き物のほかにいろいろな調理に活用することができます．

スチームコンベクションオーブンの活用例

揚げる	鶏肉のから揚げ風 焼きかつ 大学いも　ほか	・オイルスプレーで油を吹きつけたり，食品に油をまぶして焼く ・少量の油で調理できる 〈オーブン・コンビモード〉
煮　る	ロールはくさい かぼちゃ甘煮 おでん　ほか	・ホテルパンに食品と煮汁を入れて加熱 ・煮くずれない 〈スチームモード 100℃〉
炒める	焼きそば ラタトゥイユ 八宝菜風　ほか	・食品に油をまぶして加熱 ・加熱時間を適切にすることができる ・少量の油で調理できる 〈コンビモード〉
蒸　す ゆでる	赤飯，卵豆腐 茶わん蒸し　ほか各種 ゆでもの	・加熱温度，加熱時間が適切にできる 〈スチームモード 100℃，85℃など〉

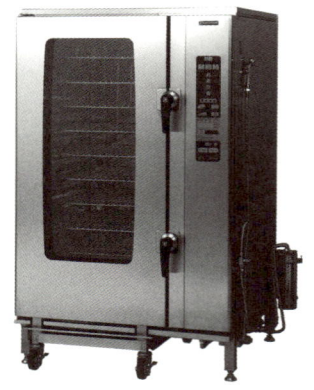 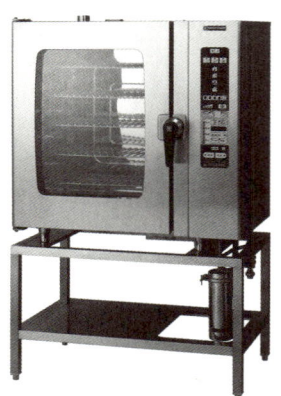

スチームコンベクションオーブン

a　ロールはくさいの作り方

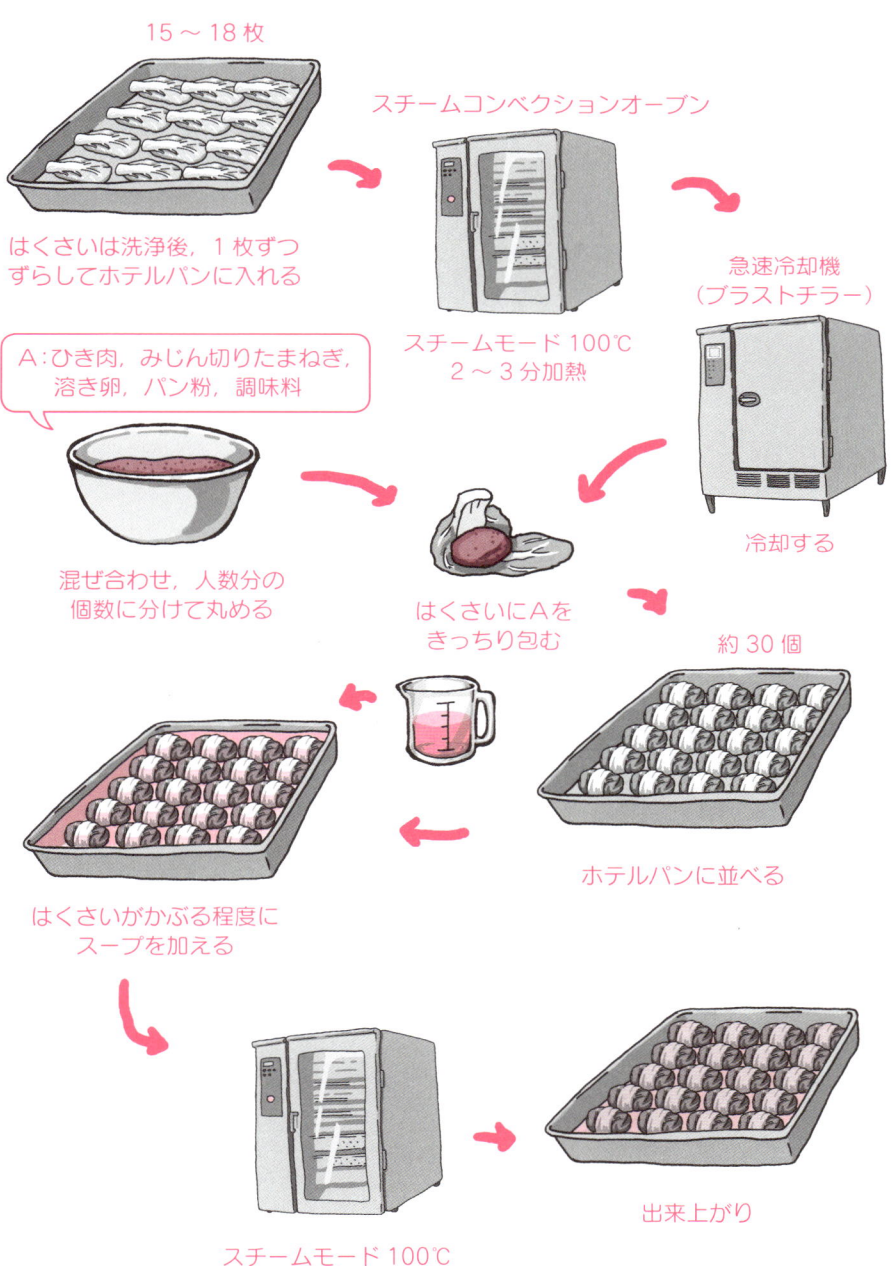

b 冷凍かぼちゃの甘煮の作り方

少ない調味液で冷凍かぼちゃの甘煮ができます．煮くずれず，ほくほくした食感に仕上がります．

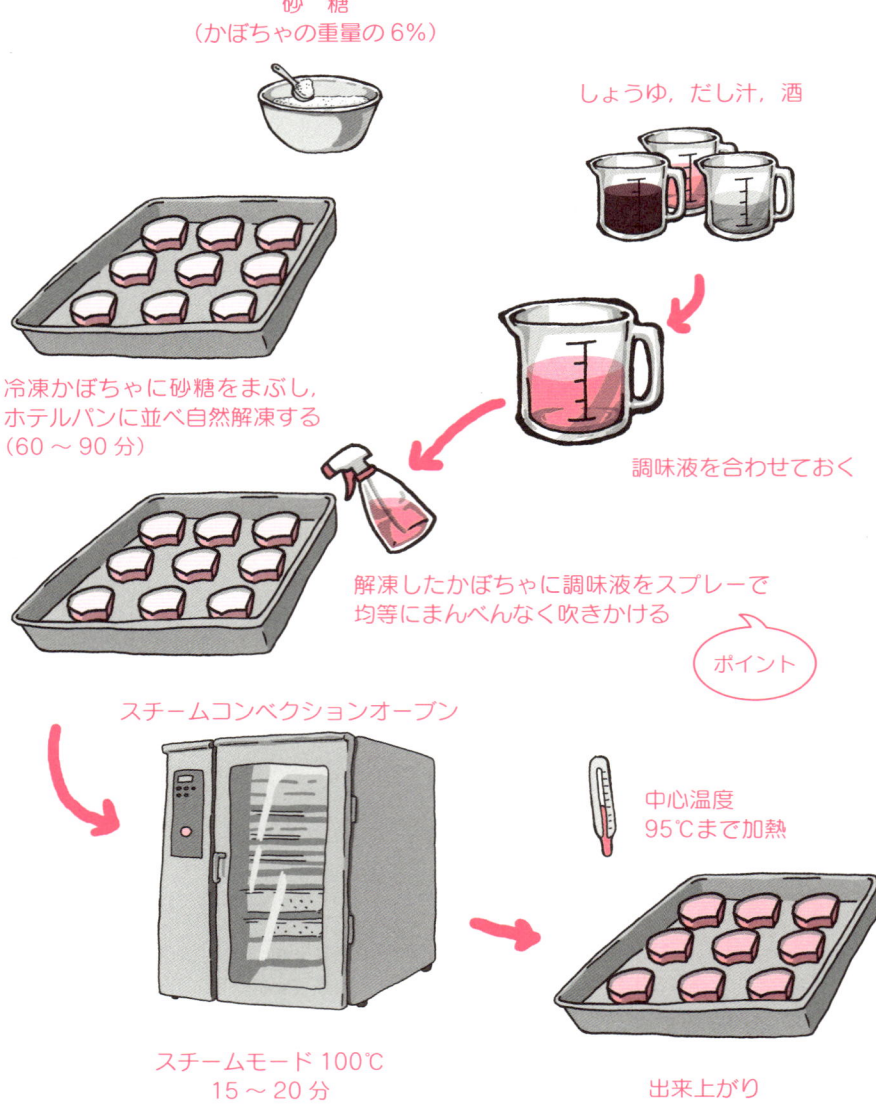

7 蒸す

1 加熱機器

100℃の水蒸気で加熱します．加熱機器にはスチーマー，スチームコンベクションオーブン，鍋や回転釜に蒸し器をのせて蒸す方法などがあります．

2 加熱温度

常圧では蒸気の温度は100℃で，それ以上になることはありません．

蒸し物には100℃で加熱するものと100℃以下で加熱するものがあります．

100℃以下の加熱には，卵液をだしや牛乳で薄めた蒸し物があり，加熱温度が低いほど，温度上昇速度が小さく，やわらかく仕上がります．

加熱温度と料理

加熱温度	料理	加熱温度と時間
100℃	蒸し鶏 魚の酒蒸し	75℃・1分間以上 （85℃〜90℃・90秒間以上）
100℃	根菜類（かぼちゃ，れんこん，にんじん，だいこん，ごぼう）いも類（さつまいも，じゃがいも，さといも）	中心温度　95℃以上 大きさ・厚みによって時間は異なる
100℃以下	カスタードプディング	設定温度　85〜90℃ 中心温度　80〜85℃ 加熱時間の目安　10〜15分
100℃以下	茶わん蒸し 卵豆腐	設定温度　90℃ 加熱時間の目安　10〜15分 加熱時間は卵液の濃度，調味料，1個の大きさ，1回の加熱量（天板数）によって異なる

設定温度：スチームコンベクションオーブン

8 焼く

1 焼き物機

オーブン，コンベクションオーブン，スチームコンベクションオーブン，赤外線・遠赤外線焼き物機などがあります．

機種により熱伝達方式や熱伝達効率が異なるため，加熱温度や時間が異なります．

➡ ちょっとくわしく p.46

2 調理上のポイント

a 高温で短時間
- 高温で加熱すると表面のたんぱく質がすみやかに凝固し，内部の水分や旨味成分の流出を防ぎます．
- 表面の焼き色は加熱温度の影響が大きく（高温），水分の蒸発は加熱時間の影響が大きくなります（短時間）．
- 焼き物は重量減少の少ない条件で調理します． ➡ ちょっとくわしく p.47

b 中心部まで完全に加熱
- 庫内の天板の位置や天板数などによって食品の内部温度の上昇速度に違いがあるので，中心部の温度測定は3点以上確認します．
- 75℃・1分間以上（二枚貝 85〜90℃・90秒間以上）

3点以上
75℃・1分間以上
（二枚貝 85〜90℃・90秒間以上）

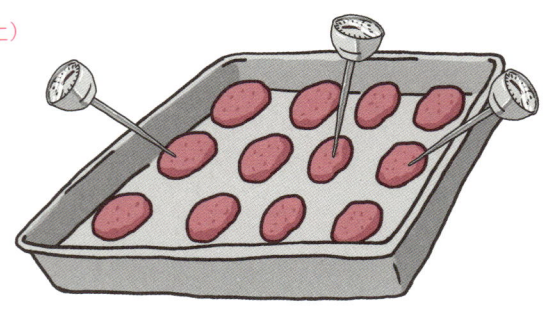

9 炒める

1 炒め物の基本

a 炒め物の問題点
- 大量の食材を均一に加熱するため撹拌が多く，炒め時間が長くなり，蒸し煮のような仕上がりになります．
- 余熱や配食・供食までの時間経過により，食材からの放水が多くなり，外観，色，テクスチャー，食味が低下します．
- 食品の種類によっては，品温が衛生的に安全な温度（75℃・1分間以上，二枚貝85〜90℃・90秒間以上）に至らないことがあります．

b 炒め物の留意点
- 野菜の洗浄後の水きりを十分に行います．
- 炒め時間を短くします．下ゆで，油通し，別に炒めて合わせるなどします．
- 1回に炒める量を可能な限り少なくします．

2 調理上のポイント

a 材料の下処理
切り方の大きさや形，厚みは，加熱時間が同じになるように切ります．煮えにくい食材，色よく仕上げたい緑黄色野菜，冷凍野菜などは下ゆで，または油通しをします．

b 炒め油の分量
材料の3〜4％．鍋に残油がない状態が外観・食味上適量です．

c 1回に炒める分量
熱源および鍋の熱容量に合わせて1回に炒める量を適切にします．また炒めている間に野菜から出てきた水分が蒸発できる量にします．

d 加熱温度と時間
強火・高温で短時間．10分以内が目安．

25

e　炒め方

① 低い温度（中火〜弱火）で香味野菜を炒める

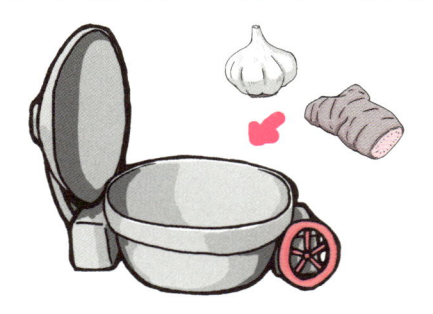

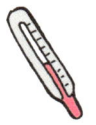

② 魚や肉類は最初に炒めて中心温度を確認する
（取り出して最後に合わせることもある）

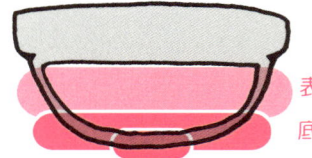

③ 鍋は十分に加熱し，鍋の熱を効率よく使うように材料を全体に広げ，ときどき撹拌する

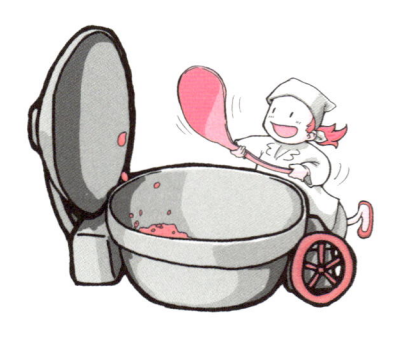

表面
底部
中心部

鍋の中の場所（底部，中心部，表面）によって材料の温度が異なるため，上下を撹拌して均一に加熱する

ポイント

④ 八分通り火が通ったら，調味料を加え消火する

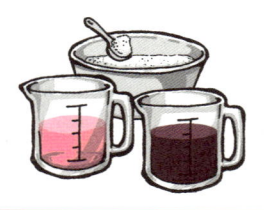

⑤ すみやかに別の器に移す

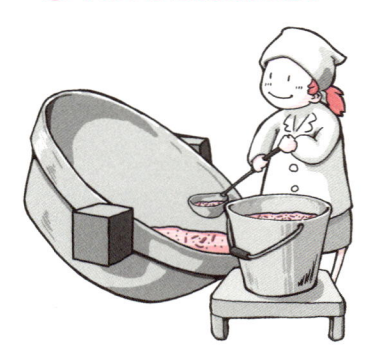

・油は 3 〜 4%
・火の通りの遅いものから順に
・加熱時間が同じになるような切り方で
・一回の投入量は少なく
・煮えにくいもの，色よく仕上げたいもの，冷凍食品は下ゆでか油通し

10 揚げる

1 揚げ物の基本

- 揚げ油の温度：160〜190℃
- 揚げ油の分量に対する1回の投入量を一定にする：5〜15%
- 揚げ時間：魚肉類は中心温度75℃・1分間以上
  （二枚貝85〜90℃・90秒間以上）
  根菜類は中心温度95℃以上

2 調理上のポイント

a からりと揚げるには

- 魚や肉類は高温で短時間で．
- いも類は糊化するのに時間がかかるので比較的低い温度（約170℃）で．

b 揚げ油の温度変化

- 揚げ油の温度変化は吸油量に関係します．
- 揚げ油の分量，設定温度，1回の投入量によって異なります．
- 揚げ時間は油の温度変化によって異なります．　➡ ちょっとくわしく p.48

c 各種揚げ物の加熱条件

各種揚げ物調理の温度

種類	フライヤー設定温度（℃）	1回に揚げる量（油量に対する%）	所要時間（分）
フライドポテト	170〜180	8〜10	8〜10
さつまいもの素揚げ	170〜180	10	6〜8
野菜素揚げ	150〜180	少量ずつ	1弱
天ぷら	180〜190	7〜10	材料による
魚から揚げ	170〜180	7〜10	5〜6
豚肉立田揚げ	170〜180	7〜10	4〜5
魚フライ	180	7〜10	6〜7
カツレツ	180	7〜10	6〜7
コロッケ	180〜190	10〜15	1〜2

11 汁物

1 汁物の基本

　汁物をおいしく，予定の量に仕上げ，一定の塩味で供食するためには調理工程を標準化することが大切です．
- だしの旨味⇒だしのとり方
- 好みの塩味⇒調味の割合と調味の仕方
　　　　　　⇒仕上がりを一定にする（加熱中の蒸発量の予測）
- 汁のおいしさ（汁と具の割合）

2 だしのとり方

a 昆布と削り節

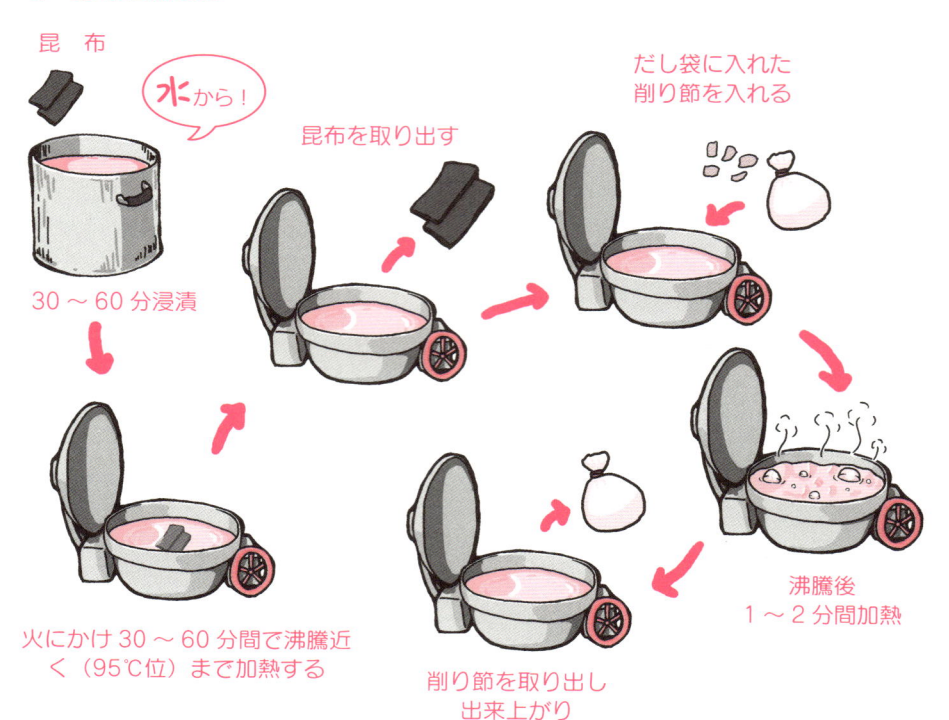

昆布

水から！

30〜60分浸漬

火にかけ30〜60分間で沸騰近く（95℃位）まで加熱する

昆布を取り出す

だし袋に入れた削り節を入れる

沸騰後1〜2分間加熱

削り節を取り出し出来上がり

b 煮干しだし

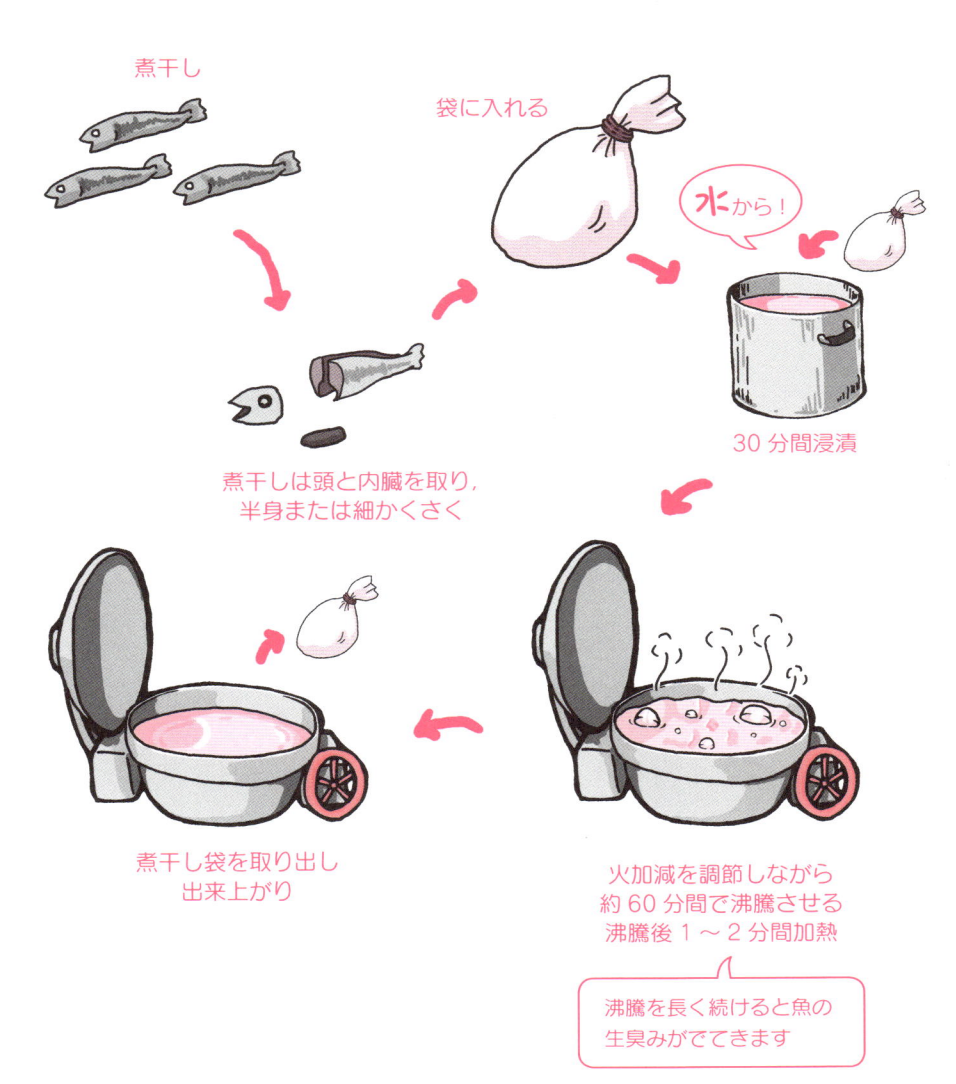

煮干し

袋に入れる

水から！

30分間浸漬

煮干しは頭と内臓を取り，半身または細かくさく

火加減を調節しながら約60分間で沸騰させる
沸騰後1〜2分間加熱

沸騰を長く続けると魚の生臭みがでてきます

煮干し袋を取り出し出来上がり

3 汁物の加熱時間および蒸発量の予測

a 水から沸騰までの時間

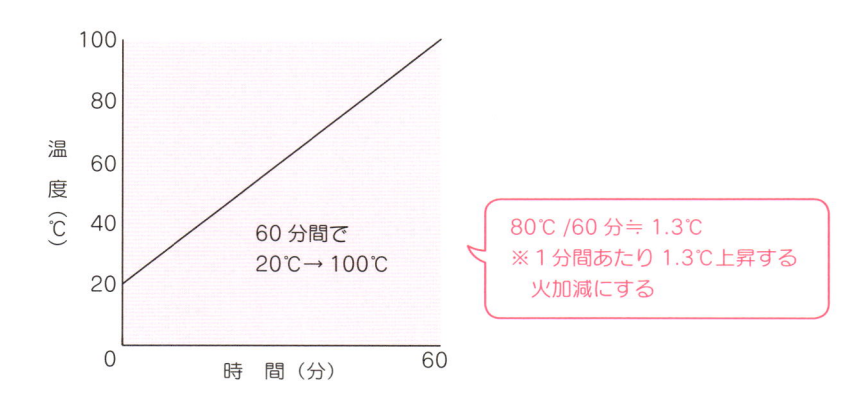

60分間で 20℃→100℃

80℃/60分≒1.3℃
※1分間あたり1.3℃上昇する火加減にする

　30～60℃の温度上昇速度は直線なので，この温度帯の1分間当たり何度上昇するかを確認すると，沸騰までの時間をほぼ予測できます．

b 蒸発量

　水から沸騰までは強火（ガス全開）にします．この間の蒸発量は鍋の表面積，火力などによって異なりますが，実測・記録しておくと加熱時間の長さから予測することができます．

　沸騰後は火加減を一定に調節して，実測・記録しておくと加熱時間の長さから蒸発量を予測することができます．

4 調味

a みそ汁
　みそは最後に加えます．

b 清汁，けんちん汁
　食塩は加熱の途中で，しょうゆは最後に加えます．

c 洋風，実だくさんのスープ類
　食塩は加熱の途中で2～3回に分けて調味します．

　最後に調味をすると，出来上がってからの時間経過で，汁の食塩が実の方へ移行して塩味が薄くなります． ➡ **ちょっとくわしく p.49**

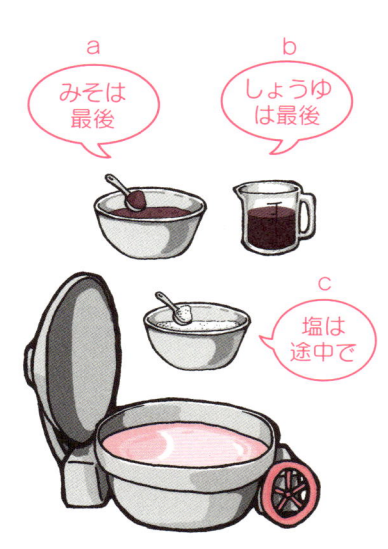

a みそは最後
b しょうゆは最後
c 塩は途中で

12 炊　飯

1　おいしいご飯の炊き方（ガス炊飯器）

a　計　量
計量は容量ではなく，重量で1釜単位で計ります．

いつでも一定のかたさのご飯を炊くポイント

計量は重量で！

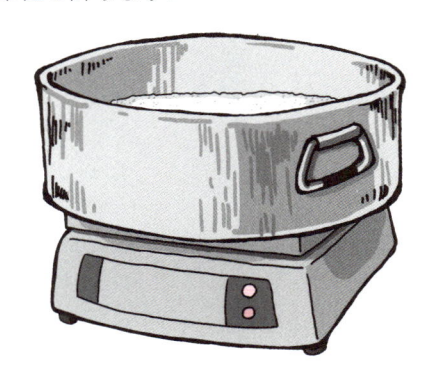

b　洗　米
- 洗米は手早く，洗米機の場合は短時間で行います．
- 洗米時間が長くなると，砕米が多くなり，米のでんぷんが流出してべたついた飯になります．
- ビタミンB_1など栄養成分が流出します．

c　加水量
- おいしい飯は，米→飯　2.2～2.4倍
- 加水量は米の1.2～1.4倍＋蒸発量（米の6～10％）
- 蒸発量は炊飯器，ふたの密閉度によっても異なるので，炊き上がりを実測しておくとよいでしょう．

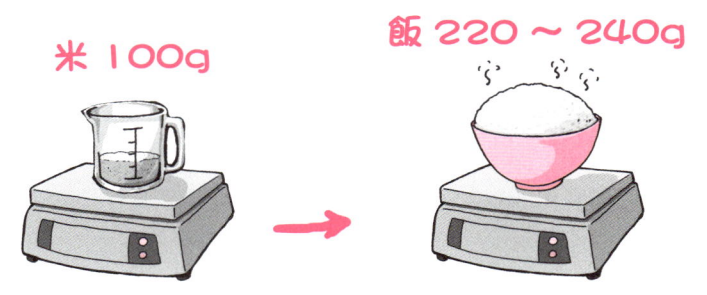

米 100g　→　飯 220～240g

d 浸漬

米は1時間（30分以上2時間程度），水につけておきます．
米のでんぷんが糊化するために必要な水を吸収させます．

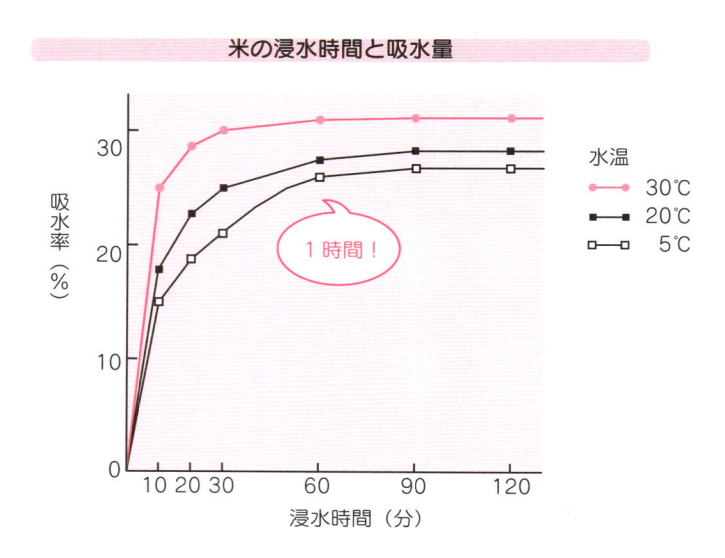

米の浸水時間と吸水量

（グラフ：横軸 浸水時間（分）10, 20, 30, 60, 90, 120／縦軸 吸水率（％）0〜30／水温 30℃, 20℃, 5℃／1時間！）

e 加熱

大量炊飯の場合，保温効果があり，消火後も沸騰状態（98℃）を15〜20分継続できます．

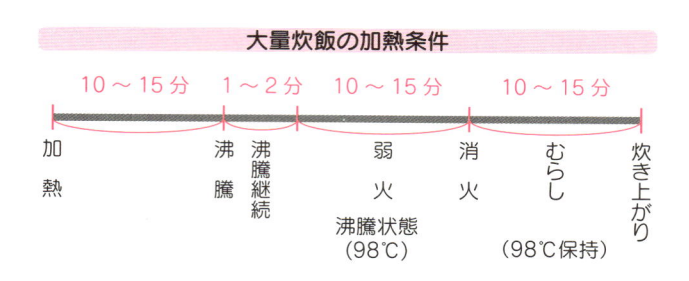

大量炊飯の加熱条件

| 加熱 | 10〜15分 | 沸騰 | 1〜2分 | 沸騰継続 | 10〜15分 | 弱火 沸騰状態（98℃） | 消火 | 10〜15分 | むらし（98℃保持） | 炊き上がり |

2 おいしいご飯の炊き方（自動炊飯器）

マニュアル（指示）に従って操作すれば，おいしい飯が炊けます．
炊き上がった飯に問題がある場合は，1釜の炊飯量（1釜の炊飯量はカタログ表示の炊飯量の70〜80％），加水量，浸漬時間，加熱過程を観察し，a〜eにあてはめてみましょう．

3 味つけ飯

① 米は洗米後, 通常の加水量に約60分間浸漬する

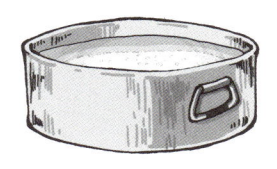

差し引く水と調味料は同量

② 調味料を計量
塩＋しょうゆ, 酒
（塩分：米の 1.3～1.5％）

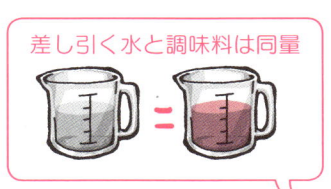

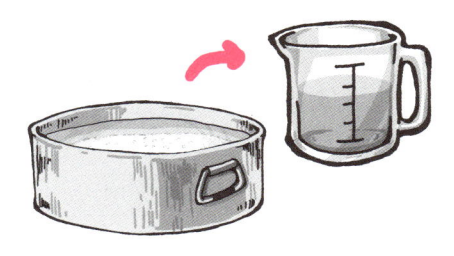

③ 調味液量分の水を差し引く

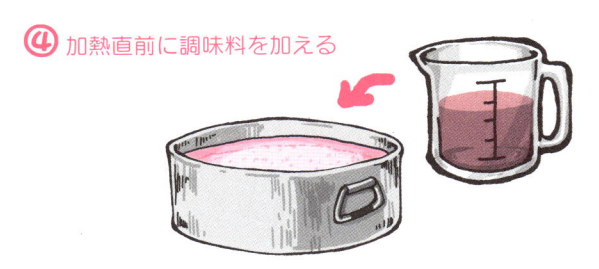

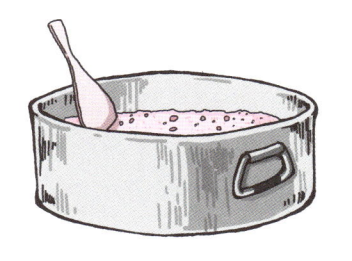

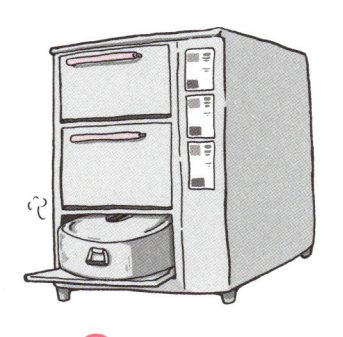

④ 加熱直前に調味料を加える

⑤ 炊飯（炊飯器）

⑥ むらし後, 全体を混ぜる

4 炊き込み飯

a 具は別に煮て，煮汁を加えて炊飯後，最後に具を加える

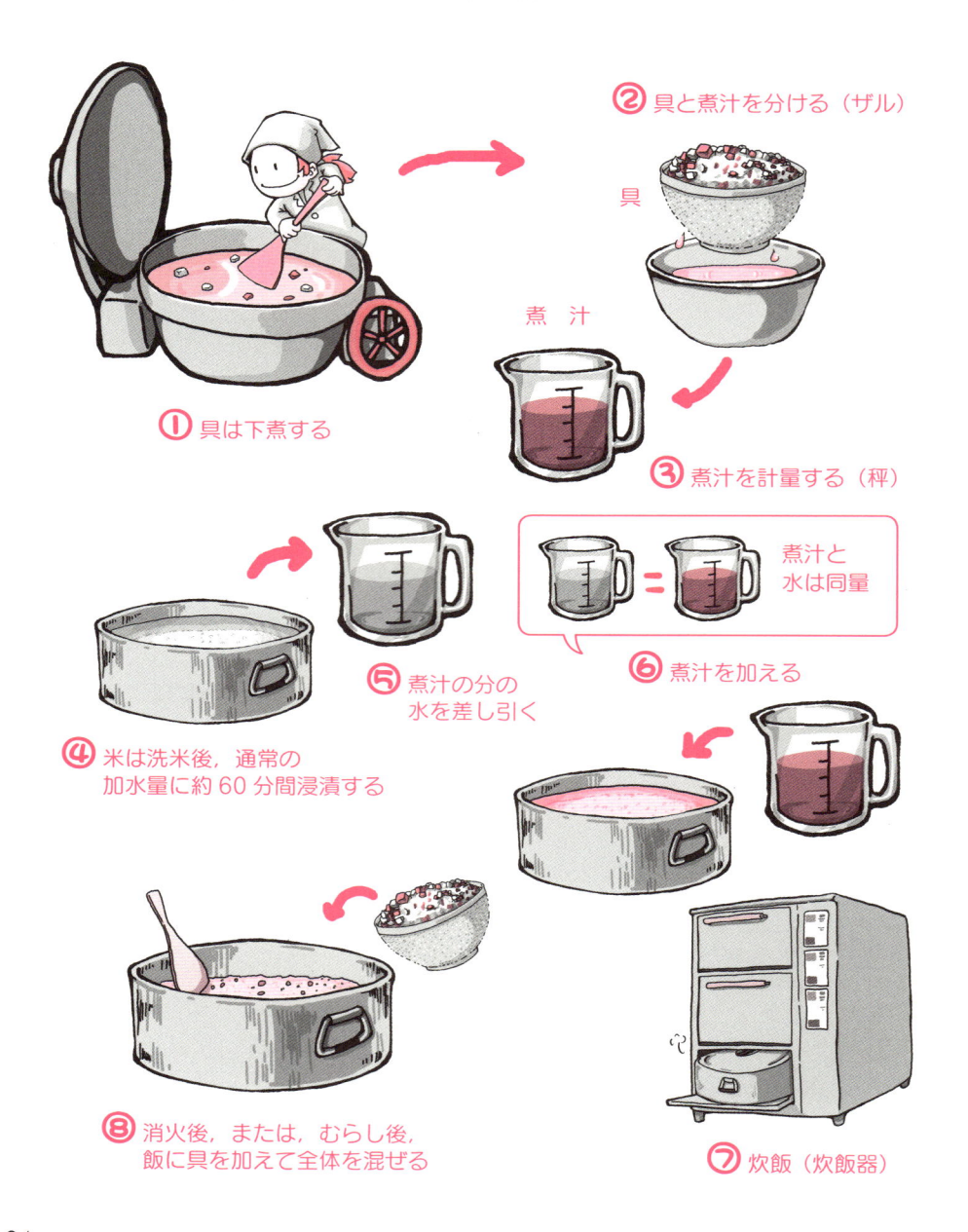

① 具は下煮する

② 具と煮汁を分ける（ザル）

具

煮汁

③ 煮汁を計量する（秤）

④ 米は洗米後，通常の加水量に約60分間浸漬する

⑤ 煮汁の分の水を差し引く

煮汁と水は同量

⑥ 煮汁を加える

⑦ 炊飯（炊飯器）

⑧ 消火後，または，むらし後，飯に具を加えて全体を混ぜる

b 米と一緒に炊く（くりご飯，ピースご飯，きのこご飯など）

① 米は洗米後，通常の加水量に約60分間浸漬する

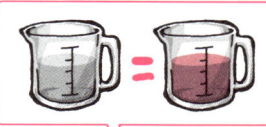

水と調味料は同量

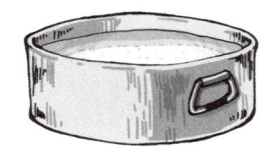

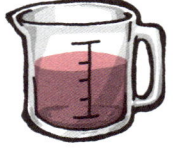

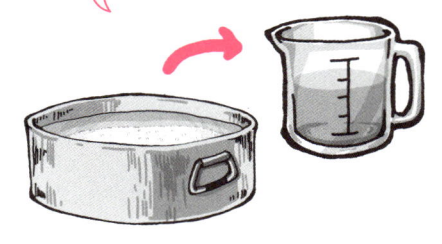

② 調味料を計量する

③ 調味液量分の水を差し引く

④ 加熱直前に調味料と具を加える

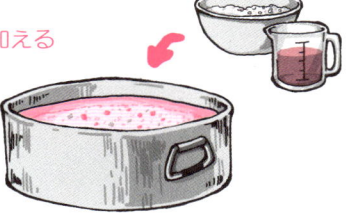

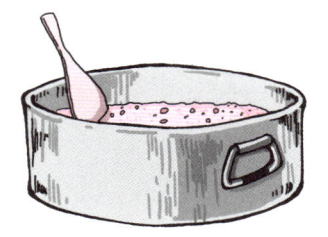

⑥ むらし後，全体を混ぜる

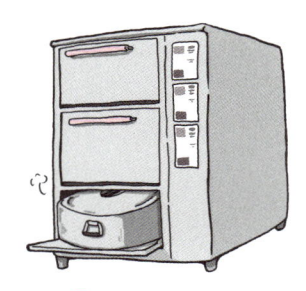

⑤ 炊飯（炊飯器）

ポイント

- 具は炊飯中に煮える大きさに切ります．
- 加熱時間の短い具は沸騰してから加えます（加熱の途中に）．
- きのこ類は洗浄によって吸水するので注意します．
- 具を別に煮て炊飯後，最後に具を加える方法もあります．
- 炊き込みご飯の具の量 ➡ **ちょっとくわしく p.50**

5　ピラフ（米を炒めない簡易法）

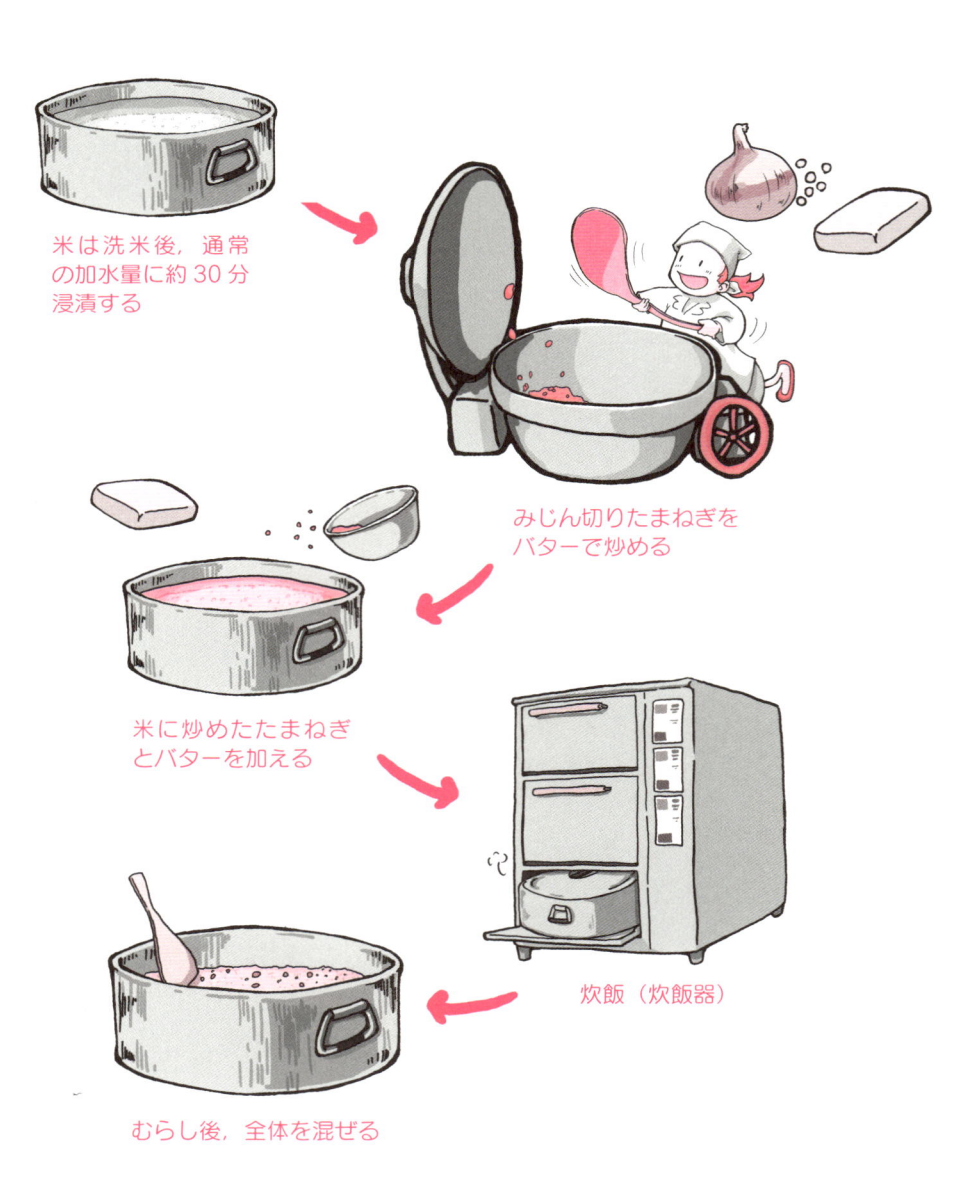

米は洗米後，通常の加水量に約30分浸漬する

みじん切りたまねぎをバターで炒める

米に炒めたたまねぎとバターを加える

炊飯（炊飯器）

むらし後，全体を混ぜる

ちょっとくわしく

1　球根皮むき機の使い方（ポテトピーラー）

　球根皮むき機の1回の投入量と操作時間を決めます．投入量は取扱説明書の70％程度が目安です．
　操作時間を長くすると廃棄率が高くなりますが，その後の芽取りによる廃棄率は変わらないので，操作時間は最小限にとどめるようにします．

操作時間による廃棄率（じゃがいも8kg使用，実測例）

操作時間	廃棄率	芽取り廃棄率	廃棄率合計
2分間	4％	4％	8％
4分間	13％	4％	17％

（同じ）

2　キャベツの放水量

　即席漬は，材料の1～2％の食塩で調味しますが，処理量，洗浄後の水きり状態，手もみ操作の有無，つけ込み時間によって野菜からの放水量（浸出液）が異なり，塩味に影響します．処理量が多くなると放水量が多くなるのは，材料の重みで食塩の浸透が促されるためです．

キャベツの放水量（処理量による違い）

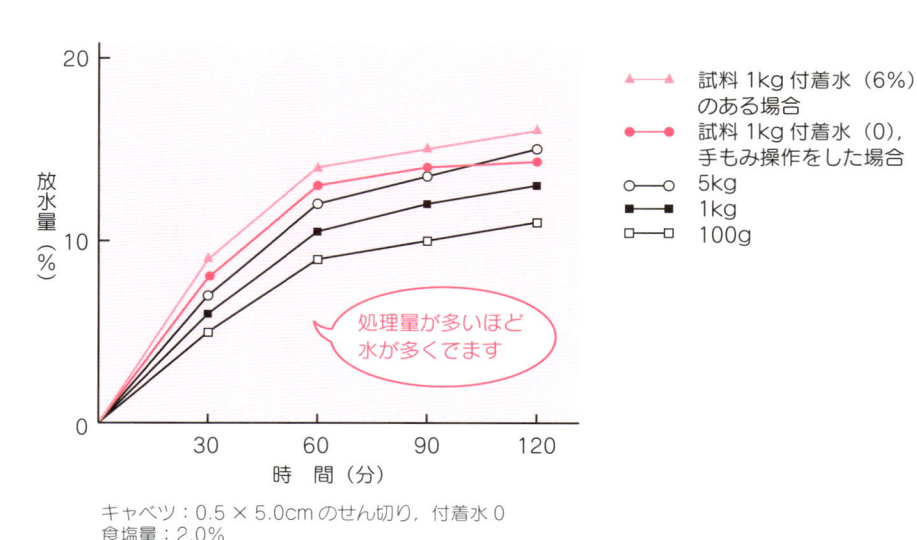

- ▲ 試料1kg 付着水（6％）のある場合
- ● 試料1kg 付着水（0），手もみ操作をした場合
- ○ 5kg
- ■ 1kg
- □ 100g

（処理量が多いほど水が多くでます）

キャベツ：0.5×5.0cmのせん切り，付着水0
食塩量：2.0％

3　葉菜類をゆでたあとのしぼり加減と塩味のつき方

一定の味に仕上げるためには，食品ごとにしぼり加減を決めます（標準化）．

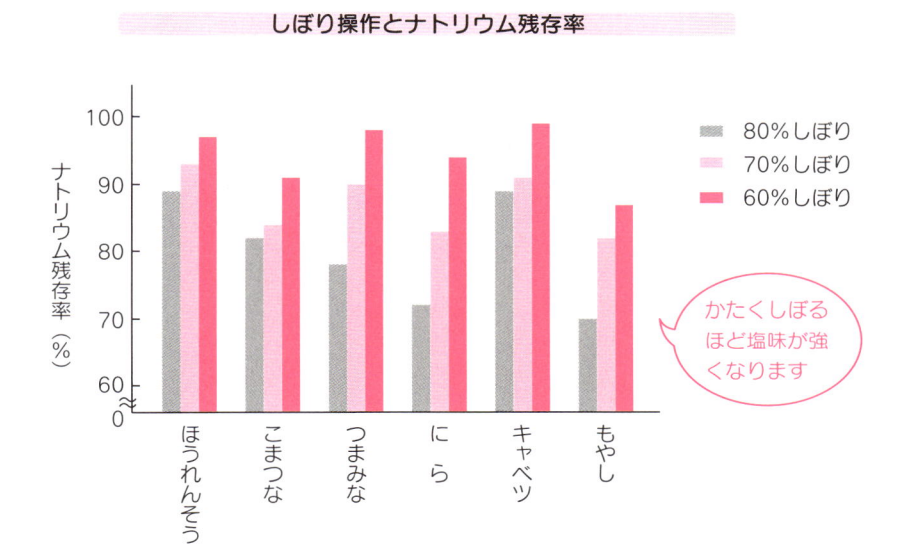

しぼり操作とナトリウム残存率

凡例：
- 80%しぼり
- 70%しぼり
- 60%しぼり

（グラフ：縦軸 ナトリウム残存率（%），横軸 ほうれんそう・こまつな・つまみな・にら・キャベツ・もやし）

> かたくしぼるほど塩味が強くなります

　調味（しょうゆ：塩分1%量）による添加ナトリウム残存率は，ゆで操作後80%しぼりでは70〜88%，70%しぼりは82〜96%，60%しぼりはもやしを除き90%以上であった．しぼり操作による重量変化が大きいほどナトリウム残存率は高い．ナトリウム残存率を食塩濃度にすると，0.75%（80%しぼり）〜0.84%（60%しぼり）で，区別できる濃度差である．

ゆでほうれんそうのしぼり加減と食味

| しぼり加減 ||ほうれんそう塩分残存率| 食味テスト（強い順位） |||
下味前	下味後		塩味	あく	総合評価
しぼらない	80%	36%	3	1	3
90%	80%	54%	2	3	1
70%	しぼらない	100%	1	2	2

(n=12)

食味テスト：Kramerの順位法の結果
調味：しょうゆ（1%塩分），下味時間：30分
しぼり操作：手しぼり

> ほうれんそうは，ゆでたあと軽くしぼり（生の重量の約90%），下味をしたあと80%にしぼったものが好まれました

4　魚（ふり塩）の吸塩量

　水分含量が多い白身の魚は吸塩量が多いなど，魚の種類によって吸塩量が異なります．また最初の5分間は急速に吸塩し，30分以降は緩慢になります．このようなことから下味の時間は20～30分間とされています．

魚の種類による吸塩量の経時変化

（身側からのふり塩の場合）
- ● たら
- △ たい
- ○ かつお
- ■ あじ
- ▲ さば
- □ たちうお

（皮側からのふり塩の場合）

白身魚ほど吸塩量が多い

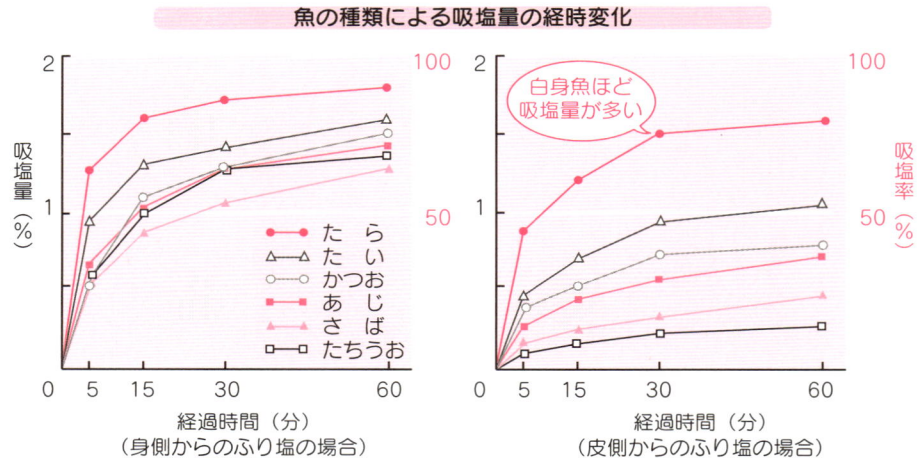

吸塩量：魚肉に対する吸収食塩量，吸塩率：ふり塩量に対する吸塩量の割合，添加食塩量：魚の2％

5　豚肉（しょうゆ）の吸塩量

　豚肉，鶏肉などを調味液（しょうゆなど）に浸漬した場合，調味の割合と浸漬時間により吸塩量は異なります．浸漬時間を標準化して一定の味に仕上げます．

豚肉のしょうゆ浸漬による吸塩量の経時変化

- ● しょうゆ1％塩分
- ■ しょうゆ2％塩分
- ▲ しょうゆ3％塩分

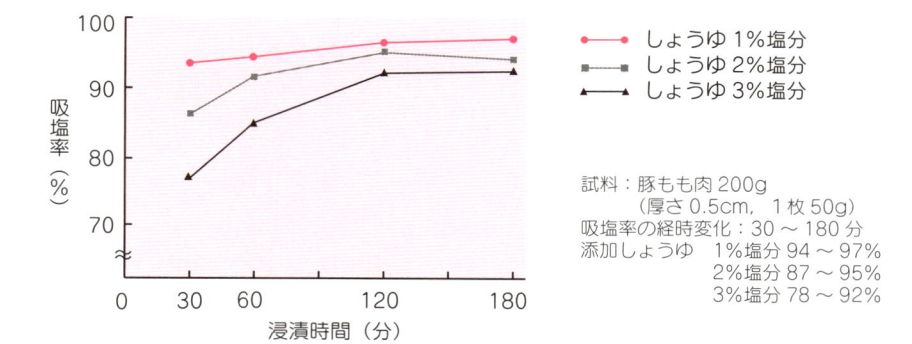

試料：豚もも肉200g
　　　（厚さ0.5cm，1枚50g）
吸塩率の経時変化：30～180分
添加しょうゆ　1％塩分 94～97％
　　　　　　　2％塩分 87～95％
　　　　　　　3％塩分 78～92％

6　焼き物・揚げ物の調味（下味）

　下味の調味の割合は，調理により食品の重量が変化することを考慮して決めます．出来上がり重量は加熱の条件によって異なりますが，加熱前の重量の約80％になります．加熱後（出来上がり）の塩味は，0.8〜1.0％を目安にします．

例：豚肉しょうが焼き
　　豚肉100g・調味（塩分0.8％）→豚肉焼き上がり80g（塩味1.0％）

焼き物の調味（下味）

料理名	塩分（％）
豚肉しょうが焼き	0.8〜1.0
鶏肉照り焼き	0.5
ポークソテー	0.8〜0.9
ハンバーグステーキ	0.5
鶏つくね焼き	0.5
魚塩焼き	1.0
魚ムニエル	0.6〜0.8
魚照り焼き	0.5
ふくさ卵	0.7〜0.8
洋風卵焼き	0.8

揚げ物の調味（下味）

料理名	塩分（％）
さば立田揚げ	0.8〜1.0
豚肉立田揚げ	0.8〜1.0
カツレツ	0.5
魚フライ	0.5
じゃがいもコロッケ	0.5

7　葉菜類のゆで方

　沸騰水に食品を投入したあとのゆで水の温度降下をできるだけ少なくして，高温で短時間にゆで上げます．

　この条件は加熱機器の熱容量によって異なりますが，少量調理のゆで時間を目安に，ゆで水量とゆで水に対する1回の投入量を決めます．

　表はもやしの実験例です．

もやしの加熱条件と食味テスト

ゆで水に対して (%)	ゆで水の量 30L もやし重量 (kg)	ゆで時間 (分·秒)	総合評価	ゆで水の量 50L もやし重量 (kg)	ゆで時間 (分·秒)	総合評価	ゆで水の量 100L もやし重量 (kg)	ゆで時間 (分·秒)	総合評価
10	3	4.00	＋0.80	5	5.00	＋0.31	10	5.15	＋0.37
20	6	5.30	＋0.30	10	6.30	＋0.16	20	11.00	－0.87
30	9	7.00	－0.20	15	10.30	－0.18	30	14.00	－0.62
40	12	7.45	－1.10	20	13.00	－1.12	40	18.00	－0.62

加熱機器：ガス回転釜（天然ガス31.9L/分）
食味テスト：5段階評点法，＋2（非常によい）〜0（普通）〜－2（非常に悪い）

　普通よりおいしくプラスの評価を得られる条件は，30Lでは20％（6kg）以内，50Lでは20％（10kg）以内，100Lでは10％（10kg）以内．給食施設のガス回転釜の熱容量はさまざまであるが，上記の回転釜では水100L（水温20℃）の沸騰までの時間は54分であった．水が沸騰するまでの時間がこれより短い釜（熱源）では，ゆで水に対する投入量を上記の条件より増やすことができる．

> ほうれんそう，こまつななど，葉菜類はこの方法で！

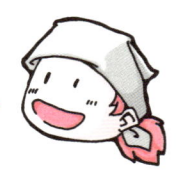

8　大量の鶏卵のゆで方

　固ゆで卵に必要な加熱時間は、卵を水から入れて、ゆで水が80℃に達したあと、沸騰までの時間を含めて約12分です。少量の場合は、沸騰後12分ゆでても、ゆですぎにはなりませんが、大量の場合は、80℃から沸騰までの時間が長くなるため、80℃から沸騰までの時間を予測して沸騰後のゆで時間を決めなくてはなりません（図参照）。

> 計算例：水から沸騰まで20分間の場合
> y（80℃から沸騰までの時間）＝ 0.38 × (20分) − 0.07 ＝ 7.53
> 沸騰後に必要な加熱時間＝ 12 − 7.53 ＝ 4.47（約5分間）

固ゆで卵の水から沸騰までの時間と80℃から沸騰までの時間の関係

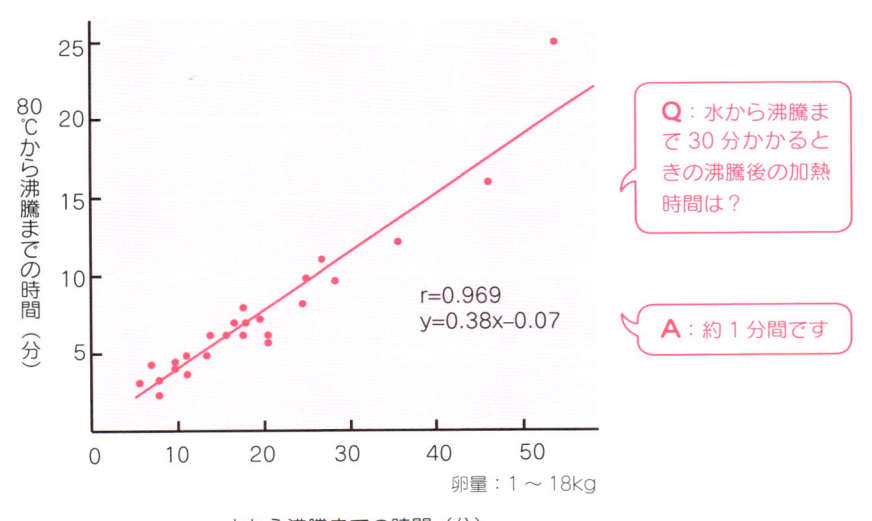

縦軸：80℃から沸騰までの時間（分）
横軸：水から沸騰までの時間（分）
$r=0.969$
$y=0.38x-0.07$
卵量：1〜18kg

Q：水から沸騰まで30分かかるときの沸騰後の加熱時間は？
A：約1分間です

　卵がかぶる程度の水を加え、点火して水から沸騰までの時間（x）を実測し、80℃から沸騰までの時間（y）を推定する。沸騰以後に必要な加熱時間は12分からyを差し引いた時間である。ただし80℃から沸騰まで12分以上かかる場合は、沸騰までの加熱が必要である（熱源の大きさ、卵量の関係から温度上昇速度が小さくなると卵の内部温度上昇も遅れるため）。
　卵量が多い場合、熱源を大きくすると加熱時間は短縮できる。

9 たまねぎの炒め方

たまねぎを油で炒めると特有の色，香り，味などが変化します．たまねぎの炒め方がソースや煮込み料理のおいしさの決め手になります．加熱速度はおいしさに関係ありませんので，焦げない程度に火加減を調節して短時間に仕上げます．

加熱温度によるたまねぎの変化

加熱温度	たまねぎの状態	たまねぎの味・香り
加熱初期	組織の軟化により水分が放出され，その水分とともに約100℃で加熱されて透明になる	刺激性物質の揮発，甘味の生成がわずかに行われるが，まだ生たまねぎの臭いや味が残っている
120℃付近	温度の上昇にともなって水分の蒸発が激しくなり，それに交代して油脂が浸透する	硫化物からの甘味生成が進み，たまねぎに含まれる糖質が濃縮するため甘味が強くなる
150℃付近	糖質のカラメル化が起こり褐色に色づく	炒めたたまねぎ特有のよい香りがするようになる

加熱時間によるたまねぎの変化

加熱時間（分）	状態	色	香り	味
2	半透明，歯ざわりは生に近い	着色しない	たまねぎの臭いが残る	薄い甘味がある 辛味が残っている
8	たまねぎから水分蒸発が激しい．芯が残っている	色が少しつき始める	まだたまねぎ臭さが残っているが，よい香りが出てきた	甘味がかなり出てきたが，辛味が少し伴う
10	小片はしんなりしているが大片は芯がある	8分より少し濃くなってきた	〃	〃
20	しんなりした状態で芯がやわらかい	黄褐色	よい香りでたまねぎの臭いがない	辛味がなくなり甘味が強くなってきた
30	ねっとりした状態，水分がほとんど蒸発している．小片にこげ目がつく	黄褐色	甘みを伴ったよい香り	甘味が強くなる
40	べっとりした状態，カラメル化してきた	褐色	香ばしいよい香り	甘味にコクが出てきた
50	べっとりした状態，こげが鍋底につき始める	褐色	こげ臭のまじった香ばしいよい香り	濃厚な甘味
60	水分かなり減少，全体均一にカラメル化，薄く煙がたつ	濃褐色	〃	濃厚な甘味に少し苦みがある

たまねぎ：3kg（せん切り），油の使用量：たまねぎの5%
回転釜：都市ガス21.9L/分，炒め上がり重量は20%

10 ローストフラワー（焙焼小麦粉）とブラウンルーの比較

　ローストフラワーとブラウンルーを，それぞれ適切な煮込み時間で整えたソースで食味テストを行ったところ，ローストフラワーとブラウンルーには，品質，嗜好に差がないという結果になりました．

ローストフラワーとブラウンルーの比較（希釈加熱液[1]）

	試料				評価					
	加熱条件	希釈加熱液の煮込み時間	希釈加熱液の色　L　a　b		色	香り	味	口当たり	粘性	総合
ローストフラワー	190℃[2]　60分	5分	29.9　6.5　14.9		0.84***	0.53	0.58	0.16	0.26	0.61
ブラウンルー	180℃[3]　150分	120分	34.0　3.7　12.5		−0.89	0.89	0.16	1.00*	−0.16	0.26

1) ローストフラワー 7％希釈加熱液およびルー 12％希釈加熱液（小麦粉濃度 7％）
2) 天火設定温度
3) 加熱最終温度
評価：よい（＋2）〜悪い（−2），n＝19，*$p<0.05$，***$p<0.001$

　最も評価の高かった190℃で60分間焙焼したローストフラワーと，好ましい条件で調製したブラウンルーを比較した．色はローストフラワーのほうが有意に好まれ，口当たり（なめらかさ）はブラウンルーのほうが好まれたが，これは油脂の影響と思われる．香りはブラウンルーのほうが評価が高いが，味，粘性，総合評価はローストフラワーのほうが高かった．

　ローストフラワーを大量につくるときは，オーブンで焙焼しますが，少量のときは，色（黄色＝きな粉）を目安にフライパンで撹拌しながら炒めてもかまいません．
　肉類の煮込み料理で褐色のソースの濃度をつけるときに使用できます．

- ローストフラワーは便利！今度使ってみよう！
- 油を使用しないのでヘルシー
- 最後に煮汁で溶かして入れるので焦げる心配がない

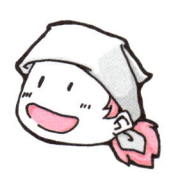

11　焼き物機の種類と特徴

焼き物機の種類と特徴

種　類	熱伝達方式	媒　体	特　徴
フライパン	伝　導	熱　板	・表面に焦げめがつきやすい ・厚みのない食材に向いている
オーブン（自然対流） コンベクションオーブン （強制対流） スチームコンベクション オーブン	対　流 伝　導 放　射	空　気	・自然対流より強制対流のほうが熱伝達率が高い ・蒸し焼きで焦げめが少ない ・料理品の周囲から加熱されるためいろいろな形状が可能
魚焼き機 サラマンダー	放　射	赤外線	・表面に適度な焦げめがつき，焼き物としての香りをつけることができる ・油脂などの成分の流出がある

12　焼き物の加熱条件

　料理ごとに設定温度，加熱時間が異なります．それぞれに適した加熱条件で調理しましょう．加熱条件は機種によって異なります．

焼き物の加熱条件と加熱時間例

料理名	加熱条件 オーブン（℃）	加熱条件 スチーム量	加熱時間（分）	1個の重量（g）	1天板重量 kg（数）	サイズ たて×よこ×厚さ（cm）
ハンバーグステーキ	270	－	8〜10	120	1.77（16）	9.0 × 11.0 × 1.2
さけのムニエル	270	－	8〜10	80	1.40（18）	6.5 × 14.0 × 1.5
さんまの塩焼き	270	－	6〜7	120	1.20（10）	32.0
たらときのこのホイル焼き	250	－	12〜14	130	1.30（10）	13.0 × 6.0 × 3.0
さばの幽庵焼き	250	－	10	65	1.7（27）	8.4 × 9.0 × 2.3
鶏肉の松風焼き	230	－	14〜16	(75)	2.40	29.0 × 47.0 × 1.8
かにたま	250	⑤	7〜8	(130)	2.60	30.0 × 50.0 × 2.5
ふくさ卵	250	⑥	6〜7	(120)	1.70	30.0 × 50.0 × 1.8
スペイン風オムレツ	250	⑥	5〜6	(125)	2.10	30.0 × 50.0 × 1.5
焼きいも	220	③	28	80	2.20（27）	6.0 × 4.5 × 4.5

スチームコンベクションオーブン：CSD-0611E（ホバート社）．スチーム量：①〜⑥　⑥は100％

13 焼き物（ハンバーグステーキ）の重量減少と各成分の減少

　ハンバーグステーキの焼き上がりの重量減少はおもに水分の蒸発によるものです．重量減少が多くなると，脂肪や肉汁などの減少率が高くなり，パサパサします．重量減少が少ないほうがジューシーでおいしく出来上がります．

ハンバーグステーキの焼き上がりの重量減少と各成分の減少率

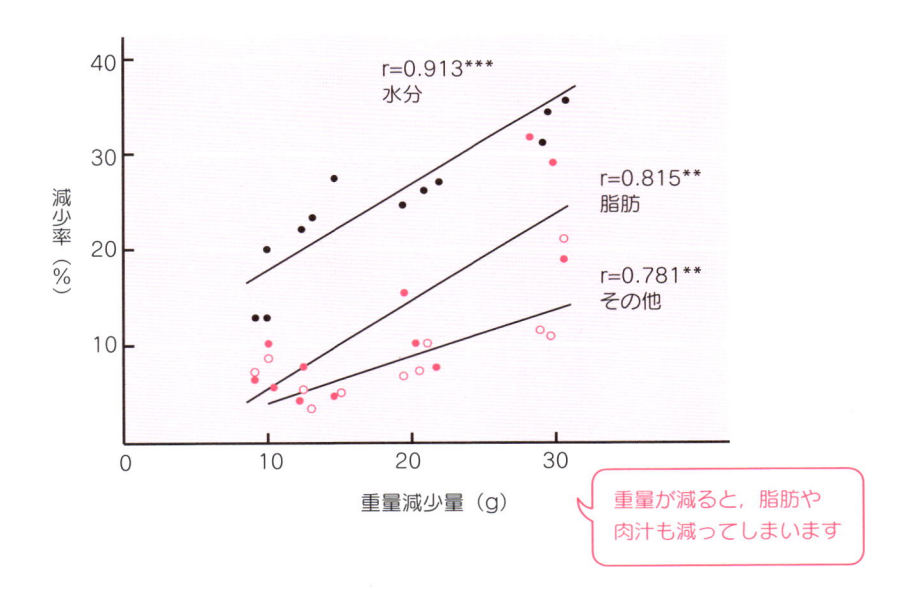

r=0.913*** 水分
r=0.815** 脂肪
r=0.781** その他

縦軸：減少率（％）
横軸：重量減少量（g）

> 重量が減ると，脂肪や肉汁も減ってしまいます

14　フライドポテトの油の温度変化

フライドポテトの揚げ条件と油の温度変化（フライヤー）

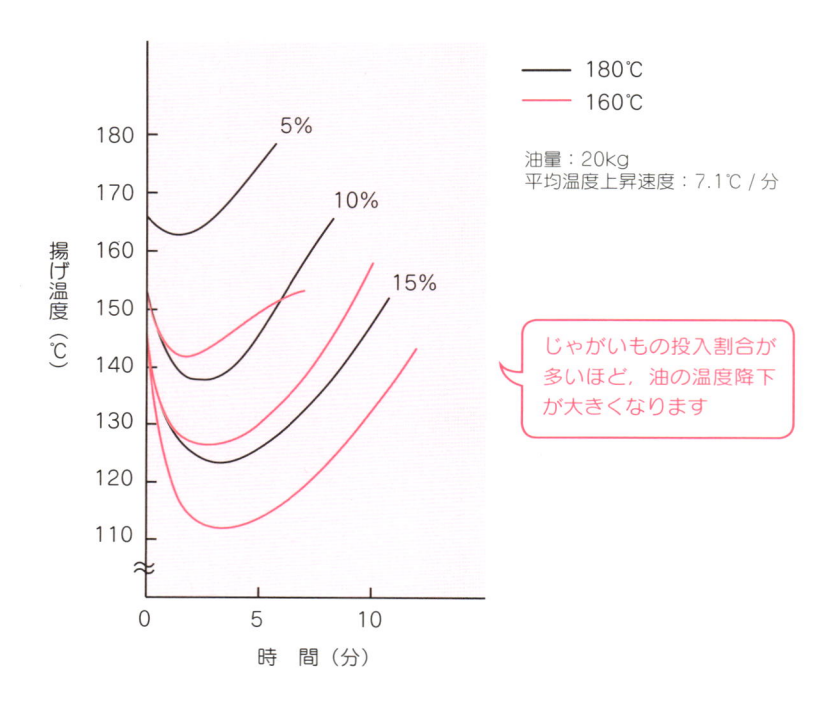

―― 180℃
―― 160℃

油量：20kg
平均温度上昇速度：7.1℃/分

じゃがいもの投入割合が多いほど、油の温度降下が大きくなります

　給食施設のフライヤーを用いた実験によると、材料投入後の油の温度降下は、揚げ油の温度が高く、投入割合が高いものほど大きかった．温度降下は脱水した水分の気化熱によるもので、高温に投入した場合ほどすみやかに脱水が行われるためである．脱水が終了すると油の温度は上昇するが、温度上昇速度はほぼ一定であるため、温度降下の大きいものは回復も遅れ、揚げ時間は長くなった．これらの条件で揚げたじゃがいもの素揚げの食味は、いずれの揚げ温度においても、投入割合10％と15％で、揚げ時間8～12分が有意に好まれた．

15 汁の塩分濃度の変化

具の多い汁物は，出来上がってから時間が経つと，汁の塩分が具に移行して，汁の塩分が薄くなります．加熱の途中で2〜3回に分けて調味すると，汁の塩分濃度の変化が小さくなります．

時間経過による汁の塩分濃度の変化

①消火後の時間経過による食塩濃度の変化

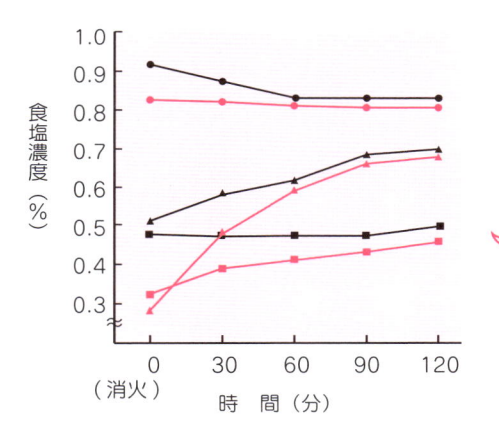

― 仕上がり時に調味
― 途中3/4量，仕上がり時に1/4量
● スープ
■ いも
▲ にんじん

> 3回に分けて調味したものは汁の塩分濃度があまり変化しません

野菜スープ：実は汁の75％，食塩はスープの1％

②汁と実（じゃがいも）の塩分濃度の変化

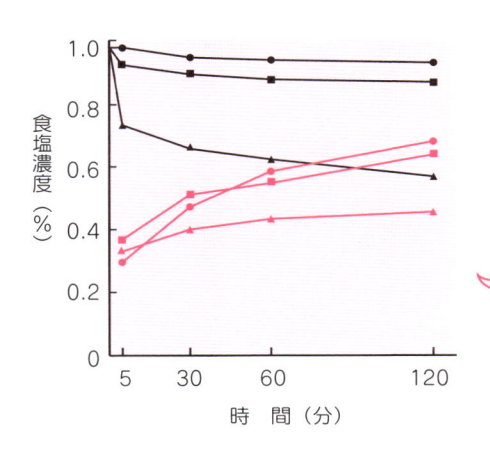

― 汁
― 実

汁に対する実の割合
● 10％
■ 30％
▲ 100％

> 実の割合が多いほど汁の塩分濃度が薄くなります

16　炊き込み飯の具の量

炊き込み飯の具の量（例）

種　類	米に対する%
ぎんなんご飯	10～15
ピースご飯	20～30
くりご飯，えだまめご飯，きのこご飯	30～40
たけのこご飯	40～50
あさりご飯，かきご飯	50～60
五目鶏飯	70
中華風炊き込みご飯	70～80
えびピラフ	60～80

五目鶏飯
（鶏肉20，油揚げ5，にんじん10，ごぼう10，干ししいたけ1，しらたき10，グリンピース3～5）

中華風炊き込みご飯
（豚肉20,こまつな30,たけのこ10,にんじん10,干ししいたけ1）

えびピラフ
（小えび50，たまねぎ10，マッシュルーム8）

memo

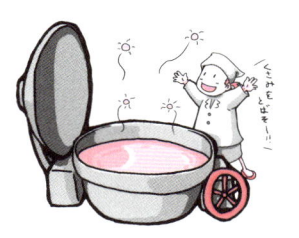

memo

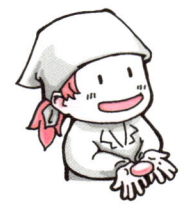

B

大量調理の裏ワザ

1 野菜の下処理
－手早く，きっちりと－

1　球根皮むき機は，野菜を入れすぎない，目を離さない

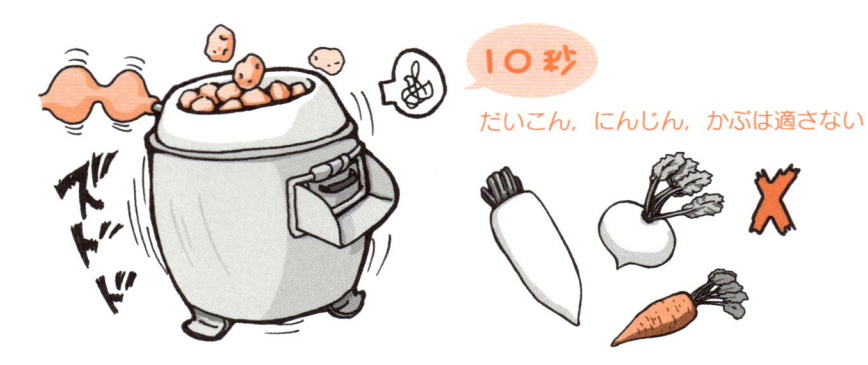

10秒

だいこん，にんじん，かぶは適さない

なぜ？　入れすぎると野菜の重みで下の方の野菜がすり減り，廃棄が多くなります。また，回転率が悪くなり，上の方の野菜の皮がむけにくくなります。

注意！　たまねぎを入れたら目を離さないこと。とくに新たまねぎは10数秒でなくなってしまいます。　➡ **ちょっとくわしく p.38**

2　ねぎは，切れ目を入れて洗うと泥が取れやすい

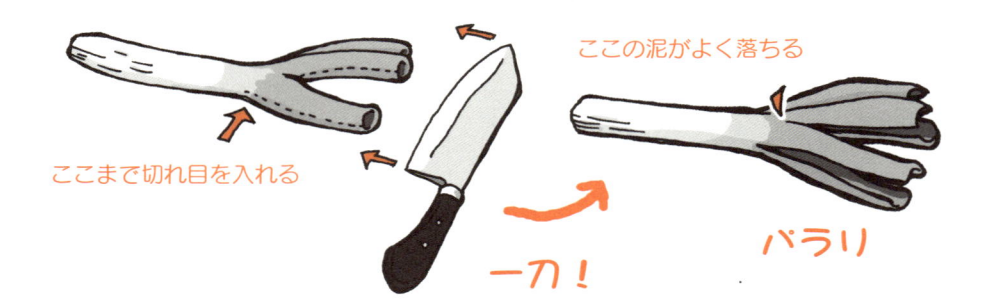

ここまで切れ目を入れる

一刀！

ここの泥がよく落ちる

バラリ

なぜ？　ねぎの外側の皮を1枚はがすと，廃棄が多くなってしまいます。一刀入れることで，根元の泥がきれいに取れ，洗浄時間が短縮できます。

3　野菜の洗浄は，少しずつ手早く，必ず3回洗浄する

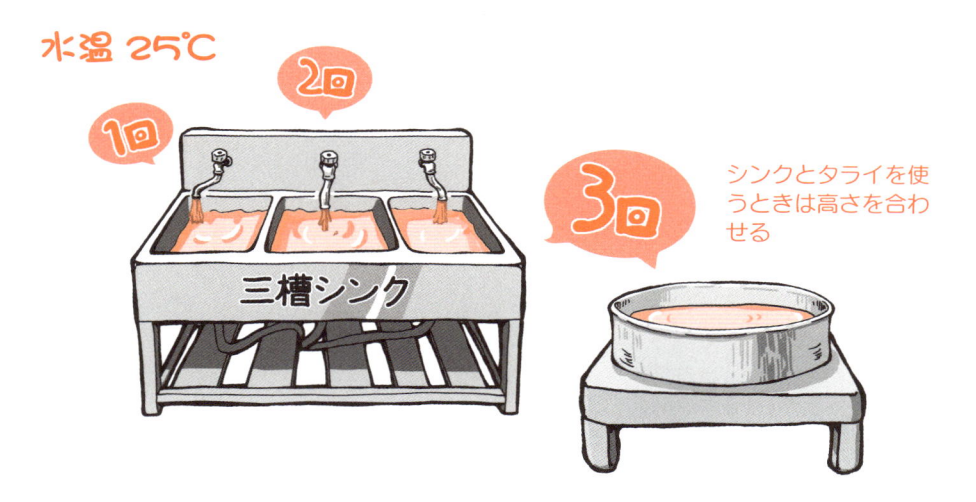

水温 25℃

1回　2回　3回

三槽シンク

シンクとタライを使うときは高さを合わせる

なぜ?　少量ずつ洗浄することで異物を発見しやすく，汚れがよく落ちます．水温は冬でも夏の水温（25℃）程度にすること．　➡　p.2, p.96参照．

注意!　三槽シンクのないときは，移動シンク，タライなどを利用して3回洗浄．それもできないときは，シンクを洗浄・消毒して再使用し3回洗浄します．

4　はくさい，キャベツ，レタスの水切りは下向きに置く

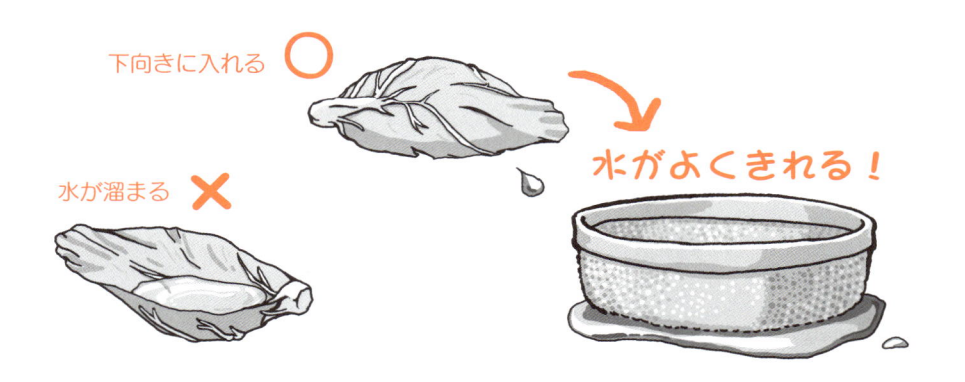

下向きに入れる ○

水が溜まる ×

水がよくきれる！

☆巻いてある葉物の野菜は，水が溜まらないように下向きにしてザルに入れます．

なぜ?　切るときに水がよくきれていて，ドライ運用するうえで少しでも水をこぼさないようにするためです．

2 切さい
－大量野菜を手早く，楽に切る－

1 切り込みをいれてから切さい機にかける

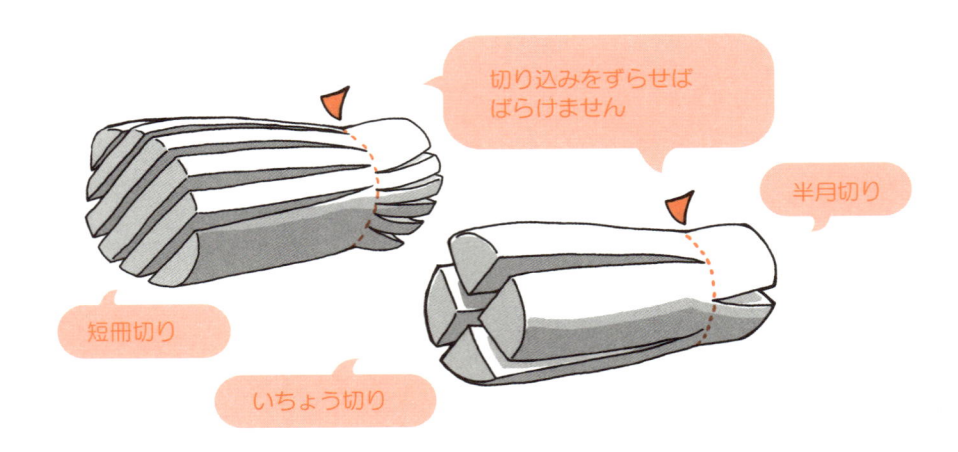

切り込みをずらせば
ばらけません

半月切り

短冊切り

いちょう切り

☆だいこん，にんじんなどを短冊切り，半月切り，いちょう切りにするときは，切さい機に入れる前に切り込みを入れると，一度にたくさん処理できます．

にんじんは，2本ずつ上下を逆にして，一度に入れるとよい

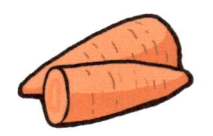

2 大量調理の包丁は両刃が使いやすい

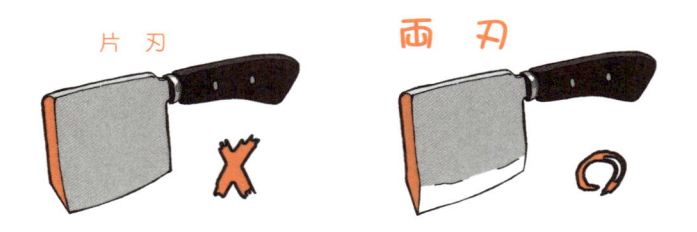

片刃　　　　　　両刃

なぜ？ 長めの食材をまっすぐ切ることができるからです．

3　切った食材をまな板からザルに入れるときの包丁の扱い

角度をつけてすきまをあける

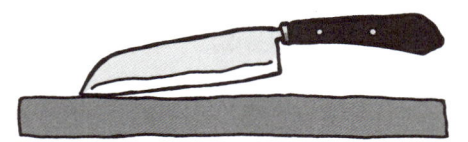

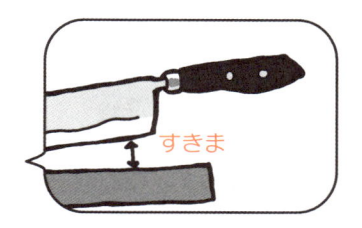

すきま

☆包丁の刃全体ではなく，先端だけをまな板に接触させて食材を移動させます．
なぜ？　包丁の刃が傷まず，切れ味が長持ちします．スピードもはやくなります．

4　生のかぼちゃは，ゆでてカットすると楽に切れる

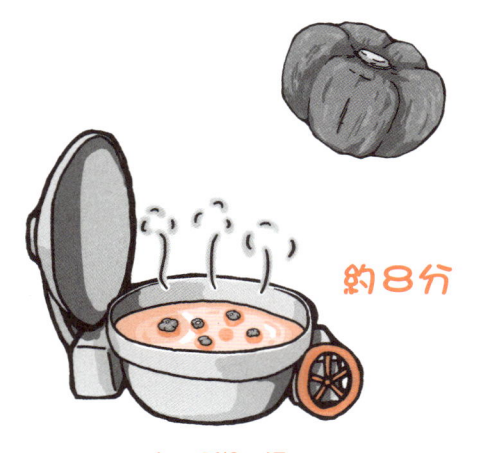

皮が少し柔らかくなる程度にとどめる
ゆでたあとに使用する大きさにカット

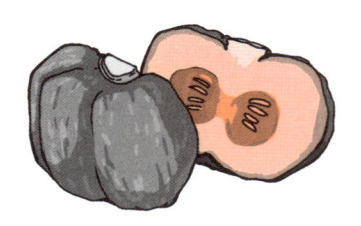

約8分

たっぷりの湯

☆洗浄後，スチームコンベクションオーブン（約5分）や釜で蒸すか，沸騰した湯で8分ほどゆでると簡単にカットできます．
注意！　やわらかくしすぎないこと（皮が取れない，包丁が入りやすい程度）．
さらに　かぼちゃのグラタン，夏野菜カレー，かぼちゃのスープなどは，カット後，蒸しておき，調理の最後に加えるときれいに仕上がります．

5　すいかは筋を入れてから切ると，きれいに切れる

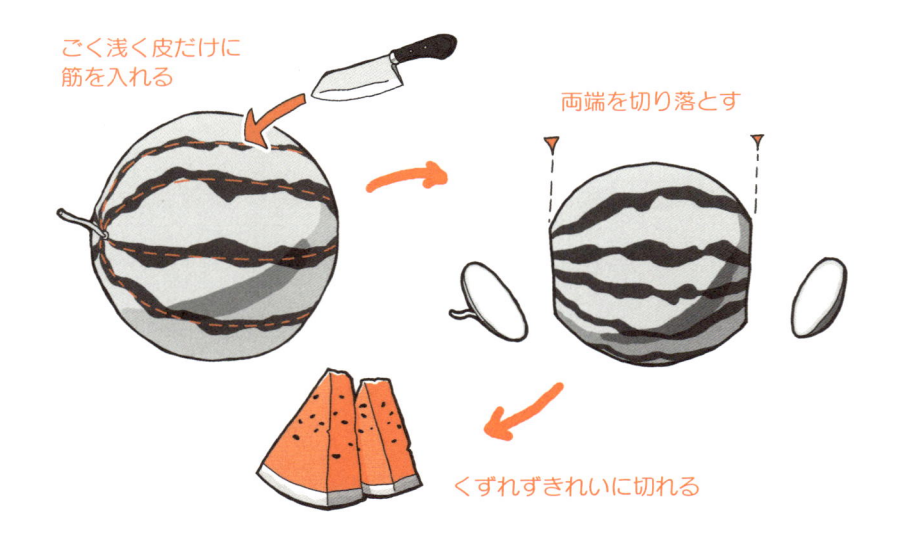

ごく浅く皮だけに
筋を入れる

両端を切り落とす

くずれずきれいに切れる

☆すいかの模様と並行に4～5cm間隔に包丁の先で筋を入れてから両端を切り落とすと，すいかにひびが入ることなく，きれいに切れます．

注意！ 端に包丁を入れただけで，パキパキッと割れ目が入ることがあります．

6　くだものに切れ目を入れて食べやすくする

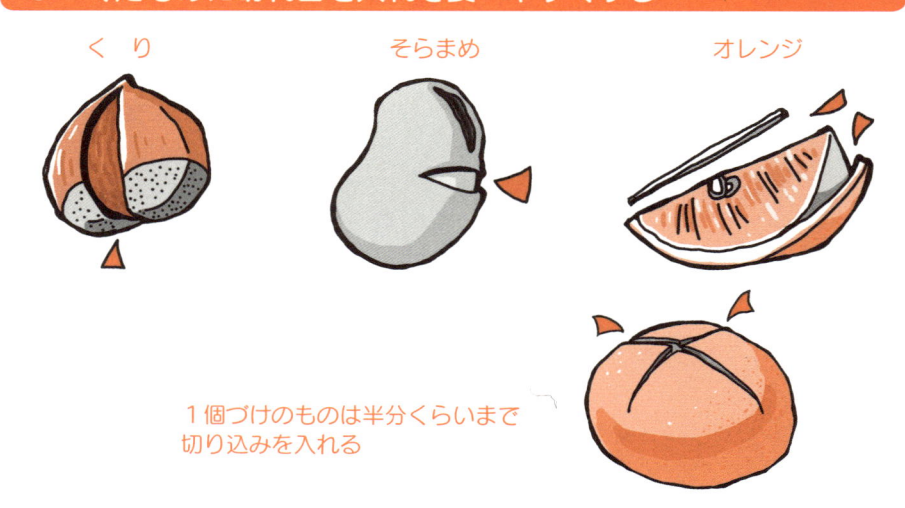

くり　　　　　　　そらまめ　　　　　　オレンジ

1個づけのものは半分くらいまで切り込みを入れる

☆切り込みを入れる場所がポイントです．

3 下調理
－仕上がりに差がつく－

1 さつまいもは切ったあと，食塩水につけてから調理する

0.3%の食塩水

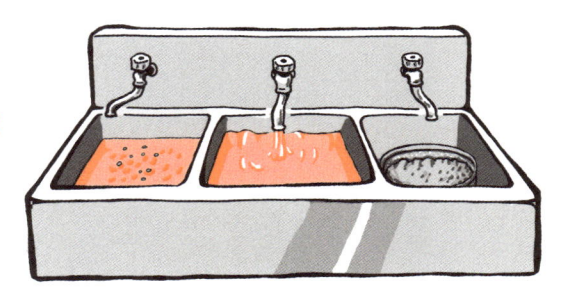

なぜ？ 食塩水（0.3%）につけてから調理すると，料理の色がきれいに仕上がります．みそ汁の具，さつまいものチップ，さつまいもごはん，大学いも，スイートポテトなどをつくるときにやってみてください． ➡ p.7 参照．

2 さといもは切ったあと，塩でもんで下ゆでする

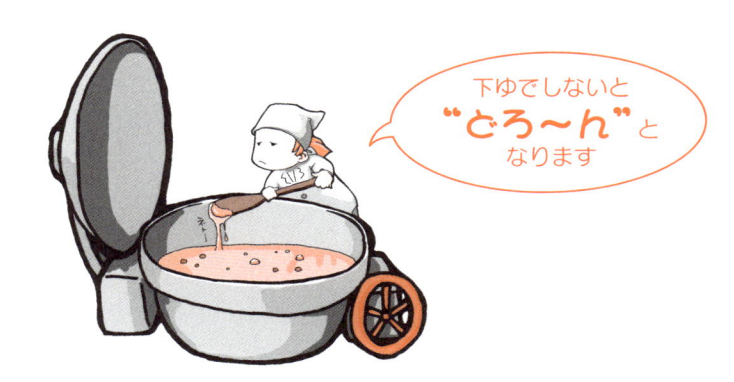

下ゆでしないと "どろ～ん" となります

☆調理に合わせて切ったあと，塩でもみ，さっとゆでておいて，仕上げの時間に合わせて加えます．

なぜ？ 下ゆでせずにそのまま使用すると，ぬめり成分がとけ出して泡が出てとろみがつき，味がつきにくく，きれいに仕上がりません．

59

3　サラダや漬物の野菜は，切ってから加熱して冷やす

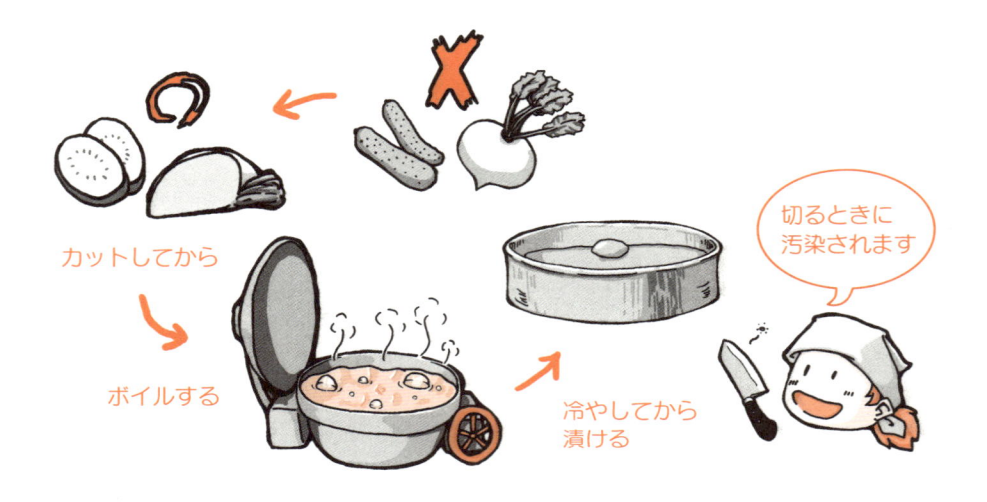

カットしてから

ボイルする

冷やしてから漬ける

切るときに汚染されます

☆きゅうり，だいこん，かぶをサラダや即席漬物にするとき，カットしてから沸騰水で加熱し冷やすと衛生的で安心です．

なぜ？ 加熱してから切ると，汚染する可能性があります．

4　なすは，油で揚げたものを調理の最後に加える

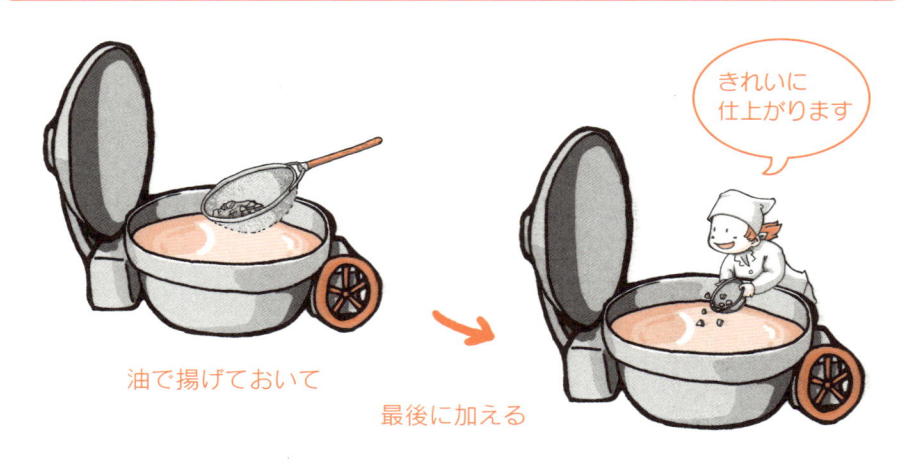

油で揚げておいて

最後に加える

きれいに仕上がります

☆なすは水に切り落とし，アクを抜き，水をきってから油で揚げます．麻婆茄子，夏野菜カレー，炒め物などの調理の最後に揚げたなすを加え，静かに混ぜると，きれいに仕上がります．

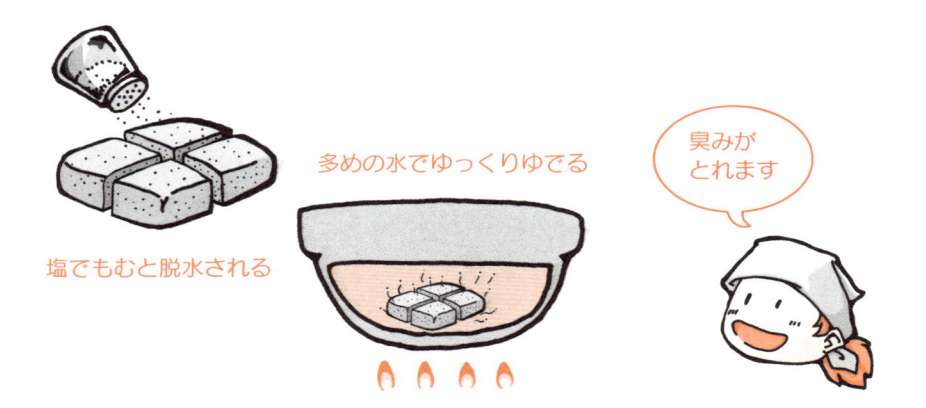

5　こんにゃくは，ゆがいてから使用する

多めの水でゆっくりゆでる

臭みが
とれます

塩でもむと脱水される

☆使用する大きさにカットし，少量の塩でもんで，少しおいてから多めの水に入れてゆっくりゆがきます．さらに水でさらせば臭みがとれておいしくなります．

なぜ？　こんにゃくの石灰臭（アク）を除き，味をつけやすくするためです．

6　豆腐は水から温めて，調理の最後に加える

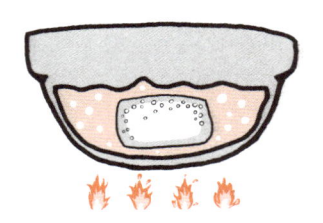

急速に加熱すると，外側が固まってから，内側の水が沸騰するので，気泡ができ，すがたってしまいます

水から！

水から豆腐を温めると，外側が固まらないうちに内側の気泡が外に出るので，すがたたず，なめらかになります

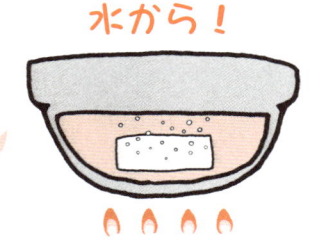

☆水から入れ，85〜90℃までゆっくり加熱して調理の最後に加えると，やわらかく，なめらかな豆腐に仕上がります．麻婆豆腐，みそ汁，えびと豆腐のケチャップ煮，豆腐スープなどでためしてください．

４ ゆでる
－色よく－

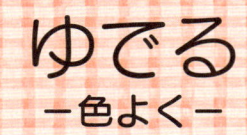

1　えだまめ，さやえんどう，いんげんは，ゆでる前に塩もみ

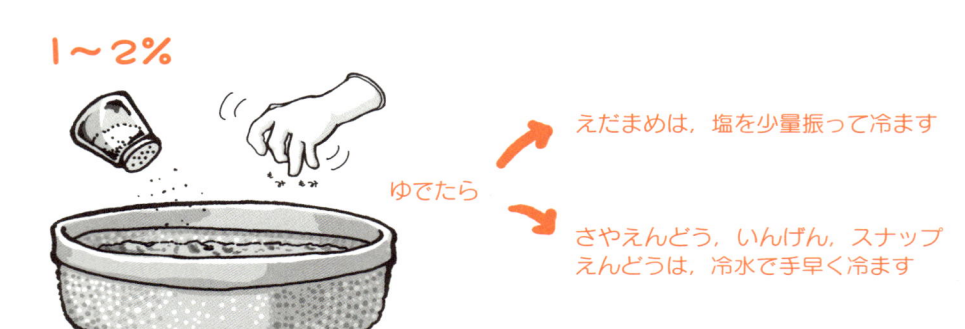

1〜2%

ゆでたら

えだまめは，塩を少量振って冷ます

さやえんどう，いんげん，スナップえんどうは，冷水で手早く冷ます

☆よく洗い，ザルで水きり後，1〜2％の塩で軽くもみ，5分くらいおいてからゆでると色よく仕上がります．

2　冷凍グリンピースは，ゆっくり冷ますとしわにならない

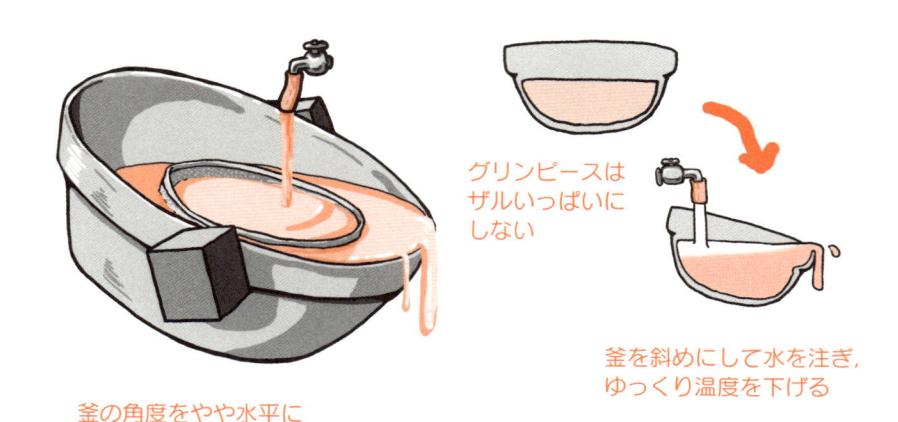

グリンピースはザルいっぱいにしない

釜を斜めにして水を注ぎ，ゆっくり温度を下げる

釜の角度をやや水平に
水の高さはザルより低く

☆ザルに入れてゆでます．ゆで上がったら，ゆでた湯にゆっくり水を入れて冷ますと，グリンピースがしわになりません．生のグリンピースでも同様です．

⑤ あえる
－味を均等に－

1 ごま和え，おかか和えは，あとで調味する

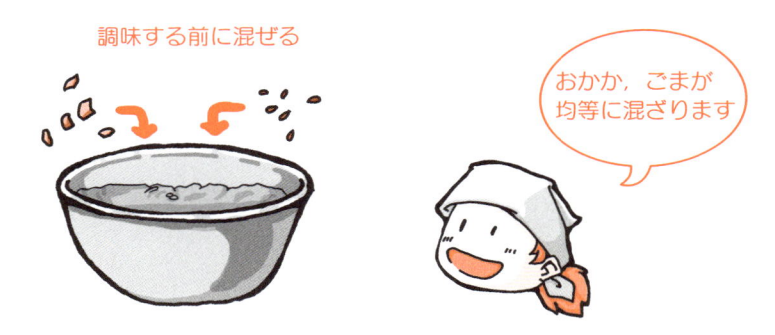

調味する前に混ぜる

おかか，ごまが均等に混ざります

☆水をきった食材とごま，おかかを先に混ぜてから調味するとおいしくできます．

なぜ？ ごまやおかかを先に入れると，食材がうまみを吸収しておいしくなります．調味してから入れると，調味料にくっついてしまい，均等に混ざりません．

2 大量調理のドレッシングは，加熱してつくる

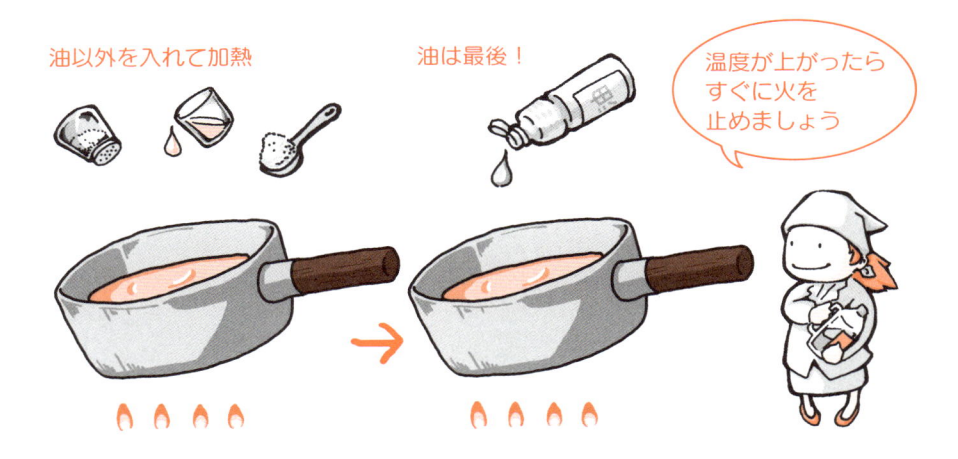

油以外を入れて加熱

油は最後！

温度が上がったらすぐに火を止めましょう

☆油以外の調味料（酢・塩・砂糖・こしょう・からしなど）を合わせて加熱し，温度が上がったら最後に油を加え，温度（85℃）を確認後，すばやく火を止めます．

6 煮る
－煮くずれないように－

1　じゃがいもが六，七分煮えのときにルーを入れる

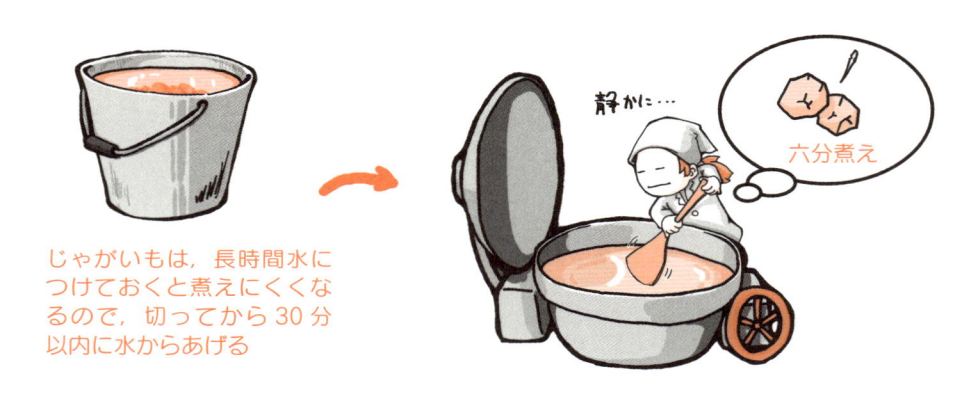

じゃがいもは，長時間水につけておくと煮えにくくなるので，切ってから30分以内に水からあげる

静かに…

六分煮え

☆カレーやシチューでは，じゃがいもが完全に煮える前にルーを加え，静かに混ぜると煮くずれません．煮えてからルーを入れると，くずれてしまいます．

2　くずれやすい食材は，仕上がり時間から逆算して入れる

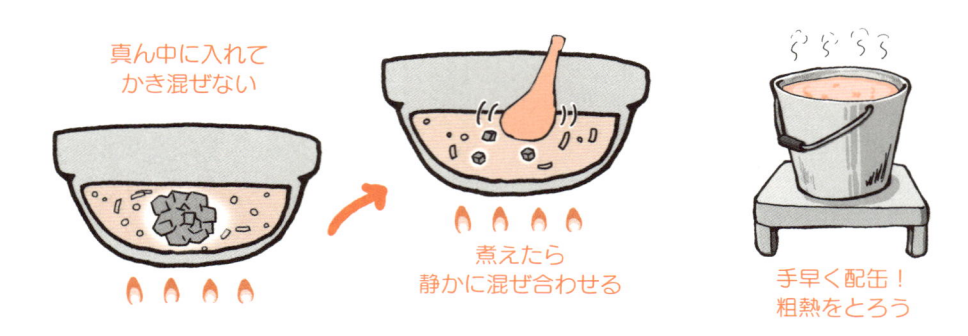

真ん中に入れて
かき混ぜない

煮えたら
静かに混ぜ合わせる

手早く配缶！
粗熱をとろう

☆じゃがいもやさといもなどの煮くずれやすい食材は，ほかの食材の真ん中に入れ，かき混ぜないで汁から出ないように沈めて煮ます．20分ほどで煮えますので，ほかの具材と静かに混ぜ合わせ，確認後は手早く，釜底の方から配缶して，粗熱をとると煮くずれを防ぐことができます．

3　スパゲティミートソースは，にんじんが煮えてから調味

煮える前に調味すると，
①なかなか煮えない
②野菜のうまみが出にくい
③水分が蒸発してしまう
④塩分濃度が上がる

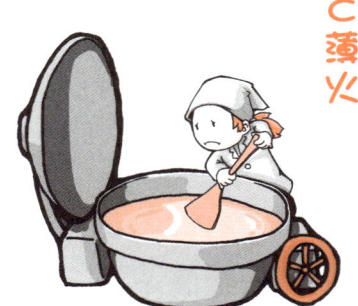

とろみが薄いくらいで火を止める

☆ひき肉，具材の順で炒めてよく煮込み，にんじんが煮えたら調味し，撹拌しながらさらに煮込みます．少し濃度（とろみ）が薄いくらいで火を止めると，食べるときにちょうどよいかたさになります．野菜の旨みがしっかり出たおいしいミートソースができます．

4　煮込みうどんの麺は，よくゆでてから汁と合わせる

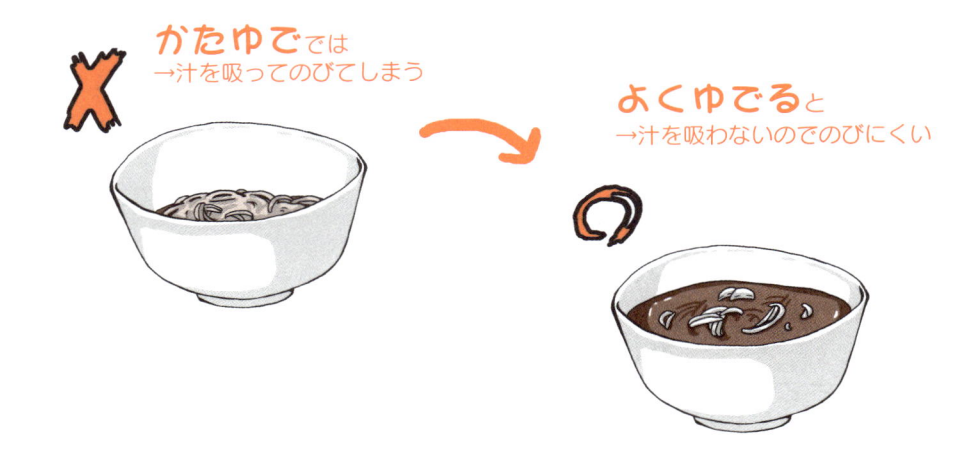

かたゆででは
→汁を吸ってのびてしまう

よくゆでると
→汁を吸わないのでのびにくい

☆うどんを煮込み，汁と合わせて配缶するときは，麺をよくゆでておきます．
なぜ?　かたゆでの状態で汁に入れると，食べるまでの時間に汁を吸収して麺がのびてしまいます．

5　煮魚をおいしく煮るには，煮汁を多くする

さんまの筒煮をおいしくきれいに煮るには

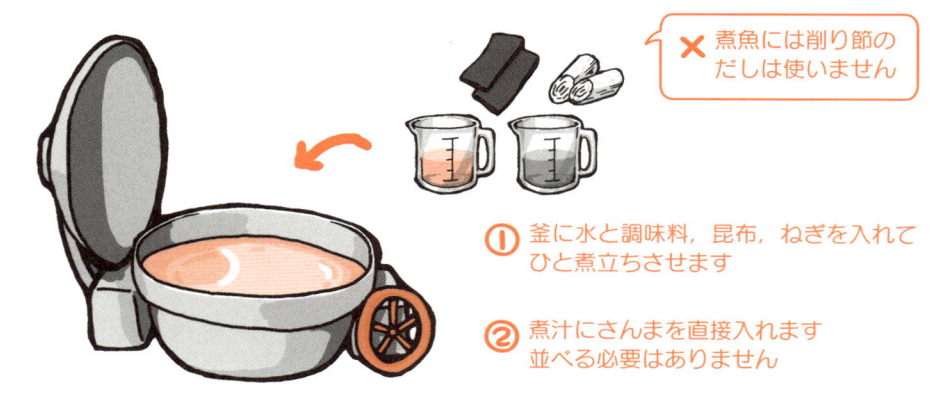

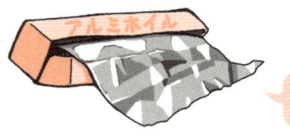

× 煮魚には削り節のだしは使いません

① 釜に水と調味料，昆布，ねぎを入れてひと煮立ちさせます

② 煮汁にさんまを直接入れます　並べる必要はありません

③ 煮汁が再度煮立ったら落とし蓋（アルミ箔など）をして，弱火で90～100分煮ます

アルミ箔で落とし蓋

④ 骨までやわらかく煮えたら火を止め，粗熱をとってから数えます

★煮汁の量は魚のグラム数とほぼ同量にします

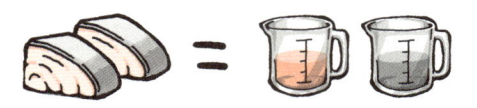

★ほかの煮魚と違う点は，骨までやわらかくするため煮る時間が長いことです
★ザルを使用せず，さんまをそのまま煮汁に入れて煮ます．煮汁が多いためくずれることはありません

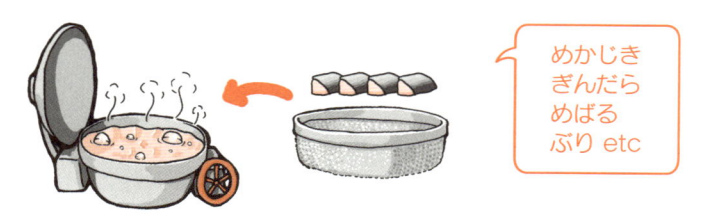

めかじき
ぎんだら
めばる
ぶり etc

☆めかじき，ぎんだら，めばる，ぶりなどをくずさず，おいしく煮るには，ザルに入れたまま沸騰した煮汁の中に入れ，短時間で煮るとよいでしょう．

さばのみそ煮をくずさずおいしく煮るには

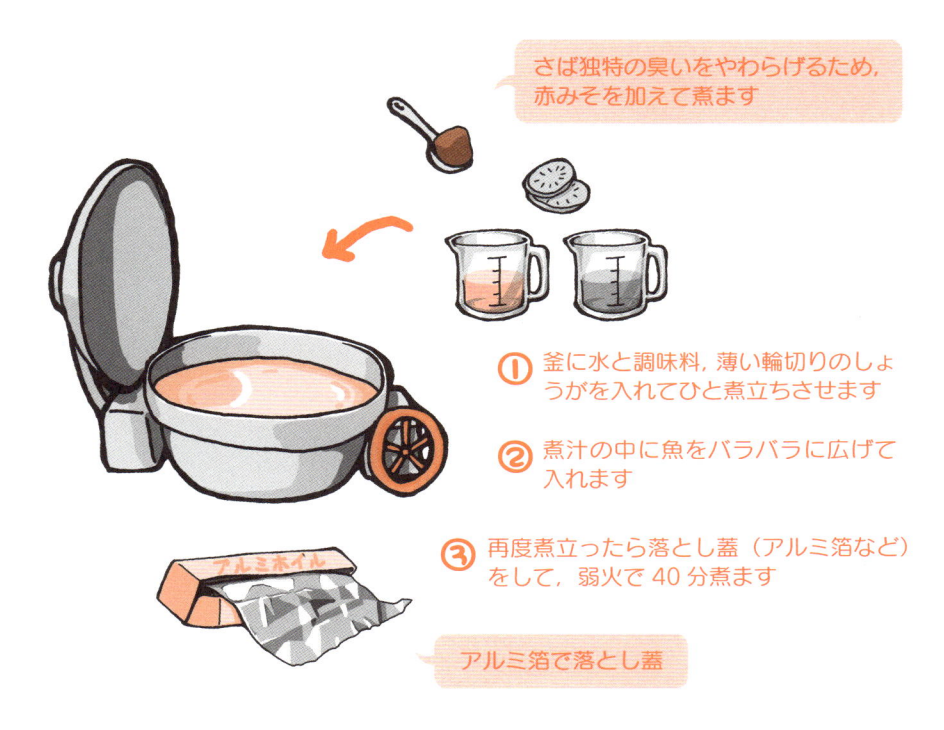

さば独特の臭いをやわらげるため，赤みそを加えて煮ます

① 釜に水と調味料，薄い輪切りのしょうがを入れてひと煮立ちさせます

② 煮汁の中に魚をバラバラに広げて入れます

③ 再度煮立ったら落とし蓋（アルミ箔など）をして，弱火で40分煮ます

アルミ箔で落とし蓋

④ 火を止め，粗熱をとってから数えます
★1釜で一度に煮ることができます．ザルは使いません

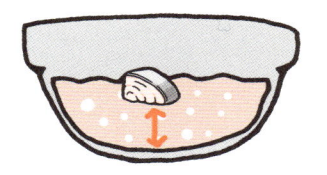

★煮汁の中に魚が浮いていることがポイントです

☆煮魚をくずさず煮るには，煮汁を多くします．この方法で調理すると，さんまの筒煮，さばのみそ煮などは，1釜で1000食煮ても煮くずれることはありません．

注意！ 煮魚の煮汁には削り節のだしは絶対に使用しないこと．魚そのもののおいしさがだしの味に負けてしまいます．煮魚はその魚のもつおいしさを味わいましょう．

6　釜の蓋をしてはいけない調理

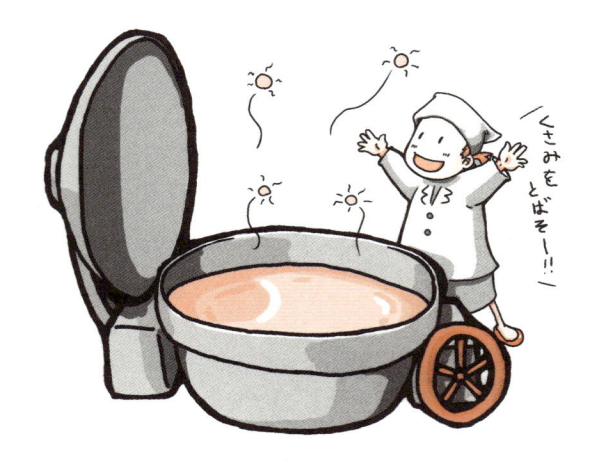

蓋をしないで調理するのは,
①煮魚をつくるとき
②鶏ガラスープ,豚骨スープ,和風だしをとるとき
③野菜をゆでるとき

なぜ？　においや生臭み,野菜から出る有機酸などを空気中に揮発させるためです.

7　くずさず弱火で煮る調理では,落とし蓋をする

強火にしない！

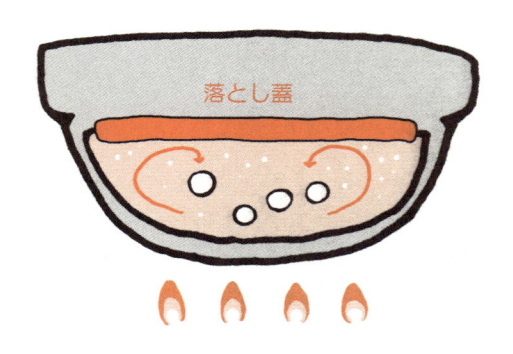

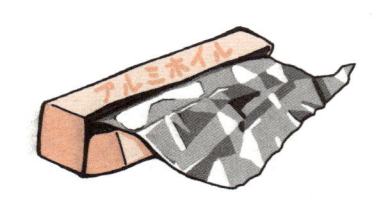

落とし蓋

大量調理ではアルミホイル,またはクッキングシートを使用すると便利

なぜ？　煮立った煮汁が落とし蓋に当たり,食材の上からも味をつけることができます.
注意！　落とし蓋をしたら,火は弱火～中火にし,強火にしないようにします.

8　ミートソースに小麦粉を振り入れるときは，調味の前に

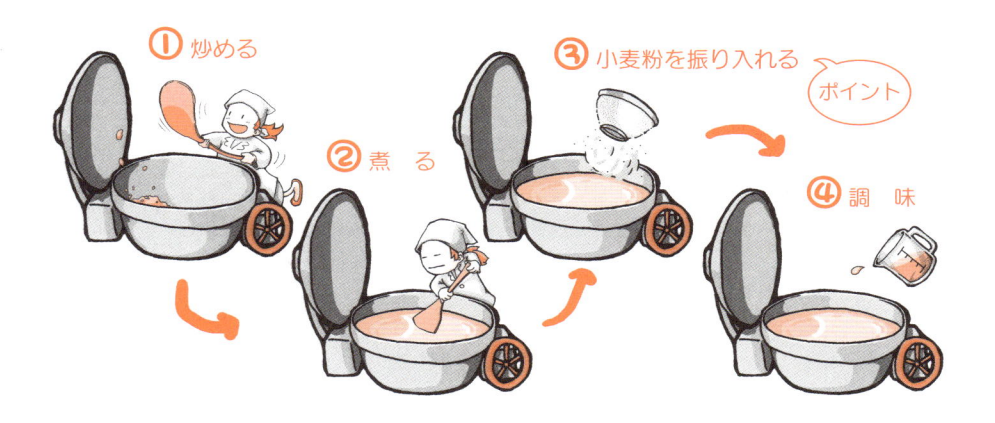

① 炒める
② 煮る
③ 小麦粉を振り入れる　ポイント
④ 調味

☆ミートソース，ドライカレーなどで小麦粉を振り入れるタイミングは，具がよく煮えたあと，調味する前です．きれいに混ざり，なめらかで粉臭さがなくおいしく仕上がります．

なぜ？　調味してから入れると「だま」ができやすくなります．だまができると，そのあとなかなかうまくいきません．

9　ホワイトルーからベシャメルソースをつくる

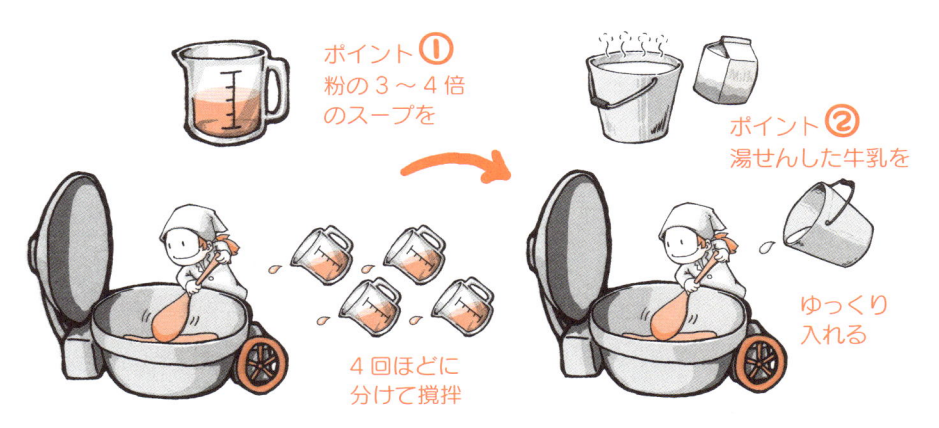

ポイント①　粉の3〜4倍のスープを
4回ほどに分けて撹拌
ポイント②　湯せんした牛乳を
ゆっくり入れる

☆大量調理では，ルーに牛乳を加えて撹拌してもうまく混ぜることができません．ルーに使用する粉の3〜4倍の量のスープを少し入れては撹拌し，少し入れては撹拌しを4回ほど繰り返します．そこに湯せんした牛乳をゆっくり入れながら撹拌すると，きれいでなめらかなソースが簡単につくれます．

10 ホワイトルーを失敗しないための温度管理とぼそぼそ感

バターを入れてから火をつける

120℃以下で粉を振り入れる

120℃

温度が高いと，粉が揚がった状態になり，なめらかにならない

1回目
8～10分

ボソボソ

2回目
変化が小さい

ボソボソ

130℃キープ
20～30分

スパテラで出来上がりを確認

☆ ルーをつくるときは，バターや油の温度が低いうち（120℃以下）に粉を振り入れ，よく混ぜ，撹拌しながらゆっくり温度を上げていきます．130℃くらいを保ちながら20～30分で出来上がりますが，この間に2回ぼそぼそとかたくなる現象があります．最初は8～10分経ったとき，このときはかなりかたくなります．2回目はほんのわずかな変化のため見落とすことがありますが，スパテラを釜肌に当て波紋がなく，なめらかに戻るようなら出来上がりです．準備しておいた容器にすばやくとり出します．ここで時間をかけないのがポイントです．

さらに ブラウンルーをつくるときも，温度を上げすぎないようにゆっくり色をつけるようにします．温度を上げすぎると，でん粉分子の部分的な分解により，ルーの粘りがなくなります．

7 蒸す
－すがはいらないように－

1 茶わん蒸し，プリン，焼きプリンをなめらかにつくるには

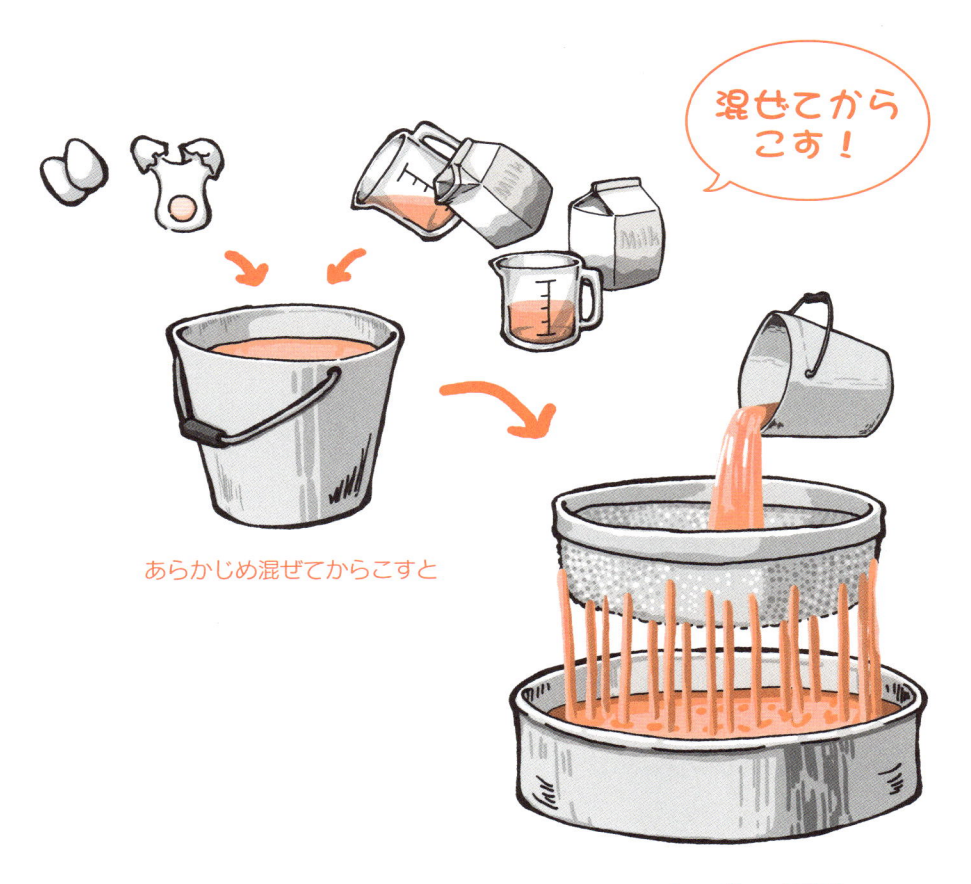

混ぜてからこす！

あらかじめ混ぜてからこすと

スムーズにこせる！

☆卵を使用した料理をなめらかに仕上げるときは，卵を網でこします．しかし，卵が大量のときは卵液が網から出にくくなります．このようなときは，使用する牛乳，またはだし汁を卵液と同量くらい混ぜると，簡単にこすことができます．
茶わん蒸し，プリンなど卵液を使用する蒸し物は，100℃以下で加熱します．やわらかくきれいに仕上がります． ➡ p.23 参照．

8 焼く
－温度が大切－

1 さつまいもを甘く仕上げるには，低い温度で焼く

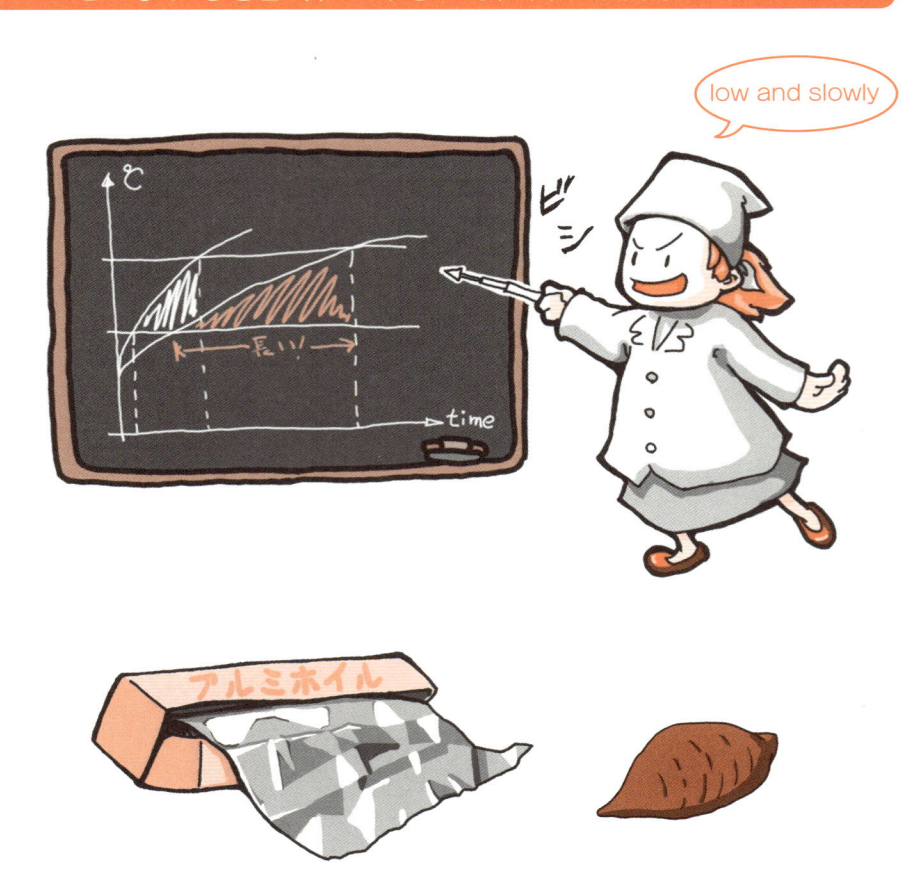

☆温度は高温にしないことがポイントです．オーブンを使用するときは，アルミホイルに包んで低い温度でじっくり加熱すると，酵素作用が進んで甘みが増します．

9 炒める
－水っぽくなくおいしく－

1　炒め物の調味料は合わせておく

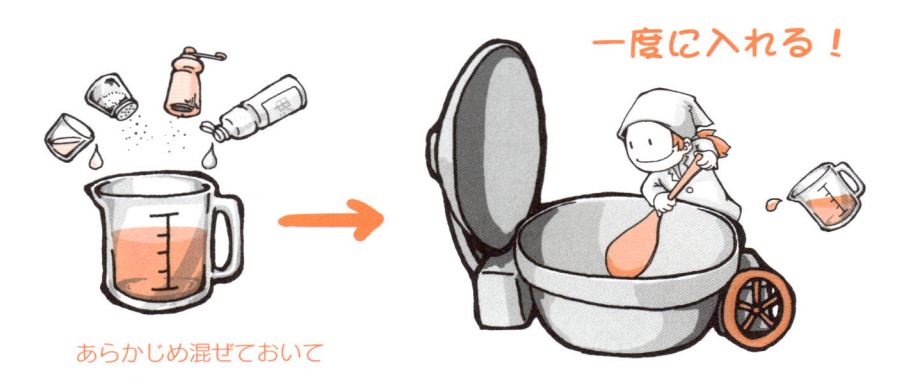

一度に入れる！

あらかじめ混ぜておいて

☆炒めたらすぐに仕上げたいメニューでは，調味料を1種類ずつ入れるのではなく，すべての調味料を混ぜておいて一度に入れ，撹拌する回数をなるべく少なくすると，仕上がりがきれいになります．短時間で仕上げることがポイントです．

2　いり卵は，仕上げ前に弱火で水分がなくなるまで炒める

①釜をよく熱し，少しの油を釜肌に回して一度取り出します．
②再び炒め油を釜肌に回し入れ，卵を入れて調味したら，スパテラまたは泡立て器で釜底から大きく撹拌します．このとき釜肌が焦げないくらいの火かげんにして撹拌をつづけます．
③凝固が始まり卵液の部分がなくなったら，弱火にして水分がなくなるまで撹拌し，手早くザルにとります．仕上げ前に弱火にして少しだけ時間をかけると，鮮やかな色に仕上がります．

さらに　調味するときに少量の酢を加えると色よくできます．

水分がなくなるまで弱火，
調味料＋酢できれいな色に！

3　麻婆豆腐の豆腐は小さく切って温めておき，最後に入れる

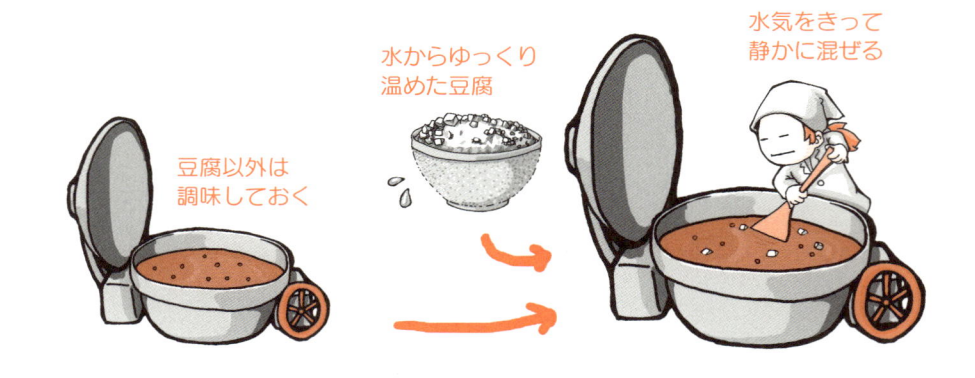

水気をきって静かに混ぜる

水からゆっくり温めた豆腐

豆腐以外は調味しておく

☆豆腐以外の具材は炒めてからよく煮て調味し，とろみをつけておきます．豆腐は小さく切り，水からゆっくり温めて85～90℃にしたものを水気をきって具材と合わせ，静かに混ぜます．

なぜ？　豆腐は水からゆっくり温めておいて調理の最後に加えると，くずれずきれいな仕上がりになります．また，豆腐を小さく切ることで，すがたつこともなく，温度も上がりやすく，表面積も大きくなるので味もからみやすくなります．

4　焼きそばは，麺と具を別出しにする

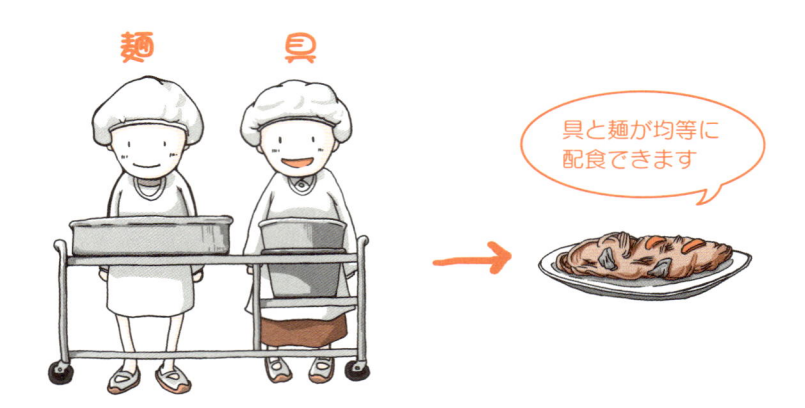

麺　　具

具と麺が均等に配食できます

☆焼きそばは大量につくると野菜の水分が多く出て，ベチャベチャの焼きそばになってしまいます．おいしくつくるには，キャベツを別に炒めておき，仕上げの最後に具に加えます．そして麺と具材を別出しにして配食し，食べるときに混ぜます．

10 揚げる
－揚げむらなく香ばしく－

1　揚げ物を均一に揚げるには　一度に投入する

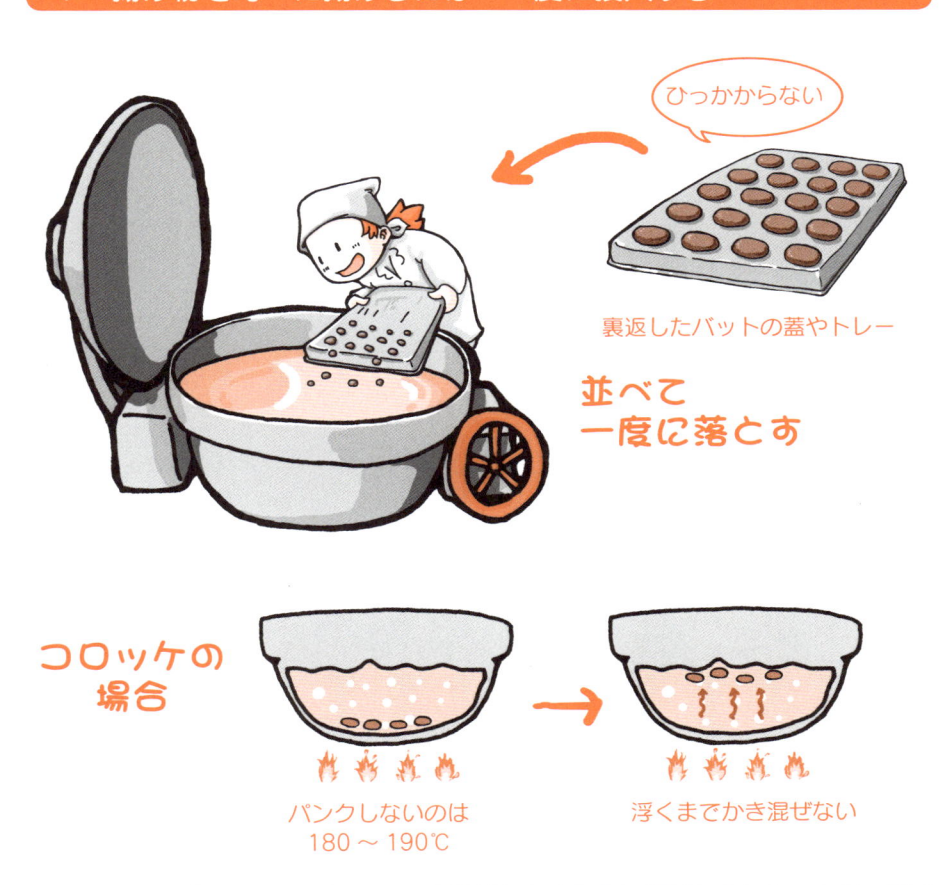

ひっかからない

裏返したバットの蓋やトレー

並べて
一度に落とす

コロッケの
場合

パンクしないのは
180〜190℃

浮くまでかき混ぜない

☆食材を1つずつ油に入れたのでは時間がかかるうえに揚げむらになったり，型くずれして，うまく揚がりません．バットの蓋やトレーを裏返して，成形した食材を並べて一度に投入すると，温度管理がしやすく，揚げむらもなく仕上がります．

さらに　コロッケを揚げるときは，高めの温度（180〜190℃）の油に一度にサッと入れます．浮き上がってくるまでかき混ぜないことがポイントです．浮き上がってきたら均一の色になるようにひっくり返し，温度を確認してとり出します．各種揚げ物の加熱温度 ➡ p.27 参照．

2　いかのリング揚げは，湯を通してから揚げると丸くなる

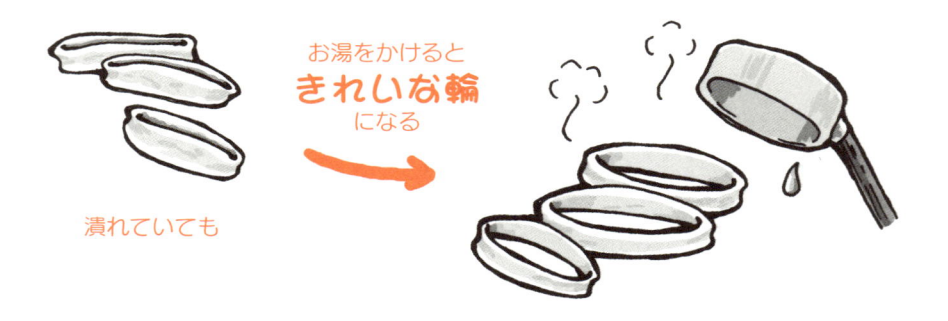

潰れていても

お湯をかけると
きれいな輪
になる

☆洗って水きりしたいかに少しずつ湯をかけるか，さっと湯を通して，いかを丸くしてから衣をつけると，きれいな形に仕上がります．

3　鶏のから揚げは，二度揚げの原理でカラッと揚げる

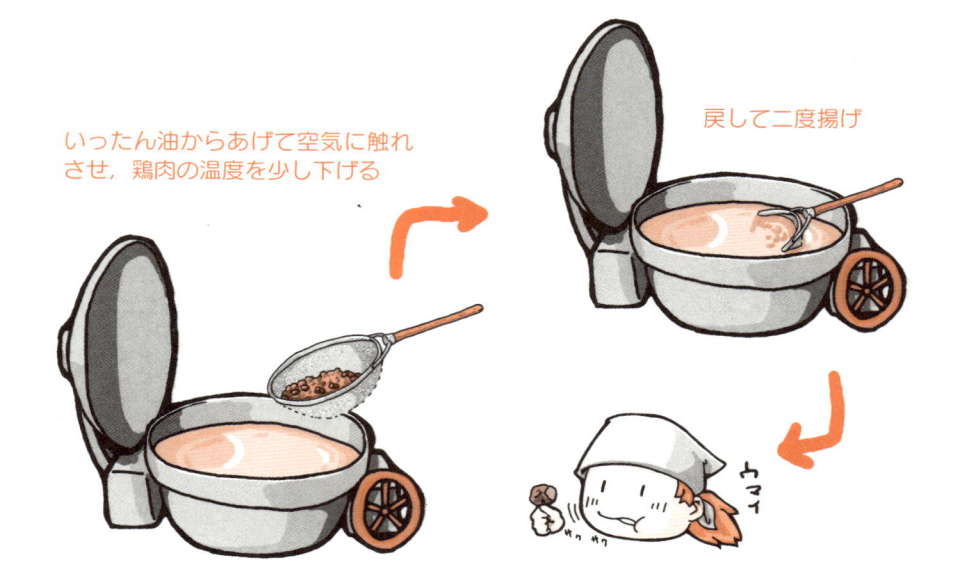

いったん油からあげて空気に触れさせ，鶏肉の温度を少し下げる

戻して二度揚げ

☆鶏肉に火が通ったらすくい網で油から出し，空気に触れさせて再び油に戻します．
なぜ？ 二度揚げしたことと同じ原理になり，カラッと揚げることができます．

4　大量調理では，かき揚げの衣に水を一度に入れない

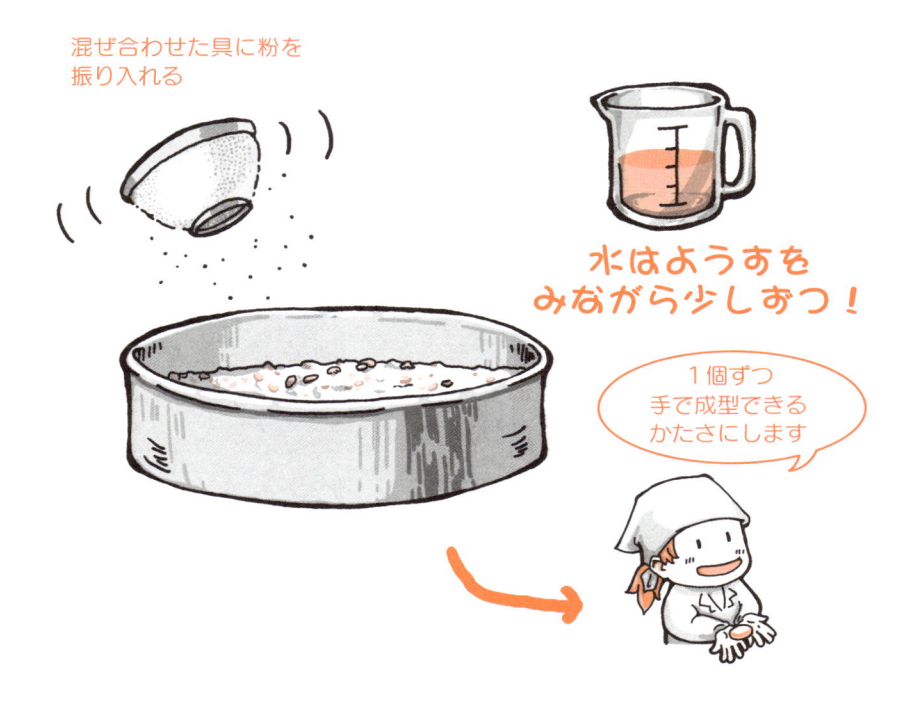

混ぜ合わせた具に粉を振り入れる

水はようすをみながら少しずつ！

1個ずつ手で成型できるかたさにします

☆ 200〜300食ずつ具を混ぜたところに粉を振り入れて混ぜ合わせ，手で1個ずつ形をつくれる程度のかたさにします．最初から衣に水を入れず，衣のようすをみて少しずつ入れるようにします．

なぜ？ 大量調理の場合は野菜から水分が出るため，家庭での調理のように，最初から水を加えて衣をつくると，揚げたときに具が油の中に散ってしまってうまく揚がりません．

5　大学いも，ポテトフライのコツは，温度管理

☆じゃがいも：カットして水につけたあと，ザルにとり，水きり．
　さつまいも：乱切りして食塩水につけたあと，水ですすいでザルにとり，水きり．
☆ポイントは高温で揚げないこと．はじめの油の温度を170〜175℃くらいにし，140℃以下に下がるくらいの量のいもを入れます．強火にして165〜170℃（フライドポテトは165〜175℃）にし，カット面がきれいに色づき，浮いてきたら出来上がりです．➡ **ちょっとくわしく p.48**

11 汁　物
－おいしいだしをとる－

1　大量調理でのおいしいだしとスープのとり方

〈こんぶだしのとり方〉
水に1〜2時間つけた後，静かに加熱し，沸騰直前にとり出します．
沸騰させるとおいしくない成分まで溶け出してしまいます．

〈かつおだしのおいしいとり方〉
学校給食では，一番だしは使用しません．煮物やみそ汁のだしは，水に対して削り節2％くらいが適量です．4％も使用すると生臭みが出て，おいしくありません．

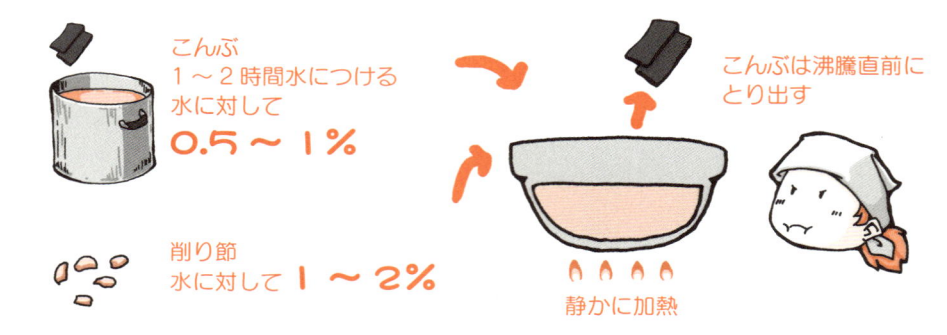

こんぶ
1〜2時間水につける
水に対して
0.5〜1％

削り節
水に対して**1〜2％**

こんぶは沸騰直前にとり出す

静かに加熱

〈鶏ガラ・豚骨スープだしのとり方〉
水に鶏ガラ・豚骨を入れ強火で沸騰させ，アクが出たら弱火にし，しっかりアクをとります．香味野菜などを入れ，鶏ガラ・豚骨がおどらない程度の火加減に調整し，2時間くらい煮出し，スープをとります．できるだけガラや骨を動かさないようにすると，濁りがないきれいなスープがとれます．
衛生管理上，鶏ガラ・豚骨は消毒済みのものを使用します．

骨を動かさないように
スープをとる

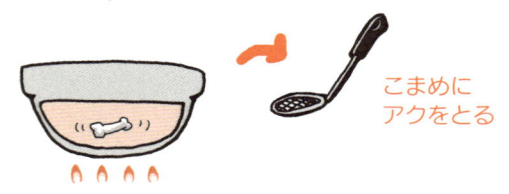

こまめに
アクをとる

骨がおどらない程度の火加減で2時間

〈ビーフカレー・ビーフシチューのスープ〉
豚骨に牛すじを少し加えてスープをつくるとおいしいだしがとれます．

2　みそ汁，スープにかぶを使用するときは煮すぎない

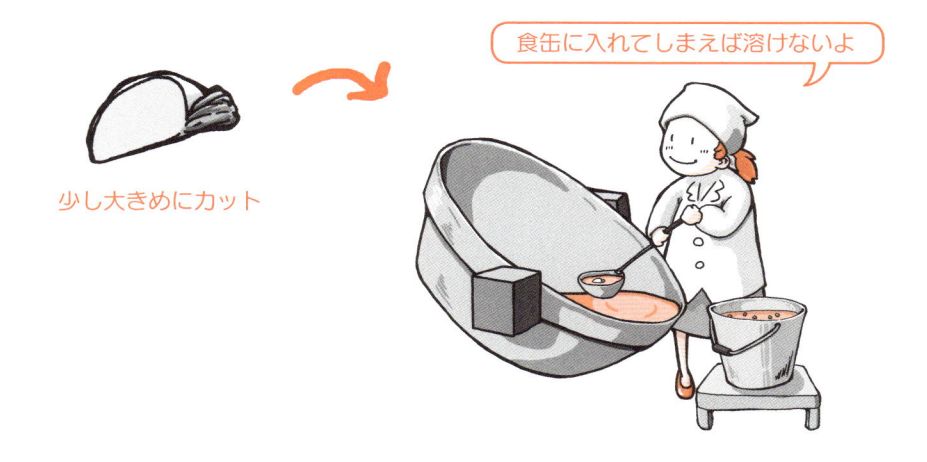

食缶に入れてしまえば溶けないよ

少し大きめにカット

☆かぶは皮をむき，少し厚めにカットし，調理の仕上げ時間に合わせて入れるようにします．煮すぎると溶けてしまいます．

3　汁物に魚を使用するときは，熱湯で湯通ししてから入れる

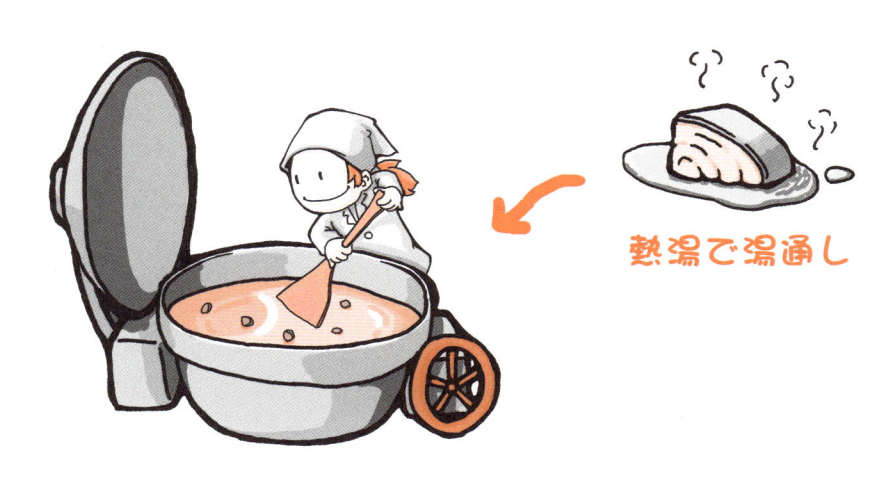

熱湯で湯通し

きれいに仕上がる！

☆石狩汁などに魚の切り身を入れるときは，先に熱湯で湯通しをしてから使用すると，生臭みや余分な油分がとれ，汁が濁らずきれいに仕上がります．

4 スープの仕上げのスパイスは，先に少量のスープと混ぜる

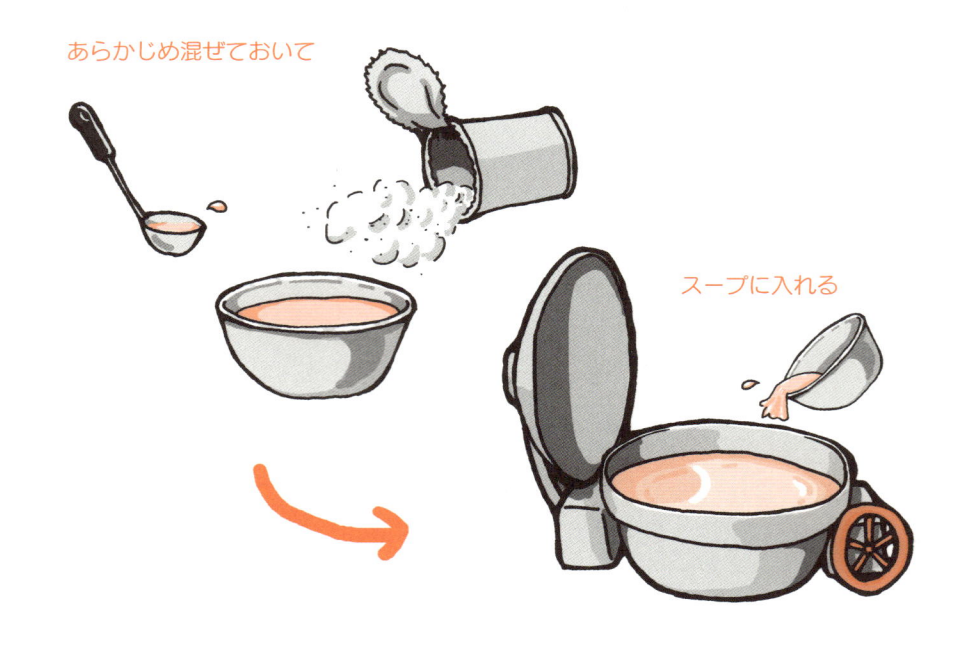

あらかじめ混ぜておいて

スープに入れる

☆スープなどで最後にスパイスや粉類を入れるとき，ボールに少量のスープをとり，スパイスとよく混ぜてからスープに入れると，「だま」にならず，均一に混ざります．

5 みそ煮のみそは最初に，みそ汁のみそは最後に入れる

☆さばのみそ煮など，食材の臭みや生臭みをとるために使用するときは調理の最初から加え，みそ汁など風味を大切にするときは最後に加えます． ➡ p.67 参照．

6 卵スープ，かき卵汁は，沸騰させて仕上げる

☆食材を煮て調味し，沸騰したら水溶きでん粉を入れながら撹拌します．さらに沸騰したら，溶き卵をゆっくり流し入れながら静かに撹拌します．そのまま静かに沸騰させてから，火を止めるようにします．
　なぜ？　卵が浮いてからすぐに火を止めると，食べるときに生臭みがあります．

12 炊　飯
－おいしくふっくら－

1　洗米は，力を入れず軽くかき混ぜ，手早く水を捨てる

☆米を上手に洗うには，水を入れたら軽くかき混ぜ手早く捨てる．これを2～3回くりかえすとよいでしょう．おいしい炊き方 ➡ p.31 参照．

なぜ？　洗米するとき，あまり力を入れると，米の表面に傷がついてしまい，砕米も多くなります．そのような米は，炊くときにでん粉が溶け出し，のり状になって熱の対流を妨げ，しんのあるごはんになることがあります．

2　ちまきをつくるときは米を30分以上つけておく

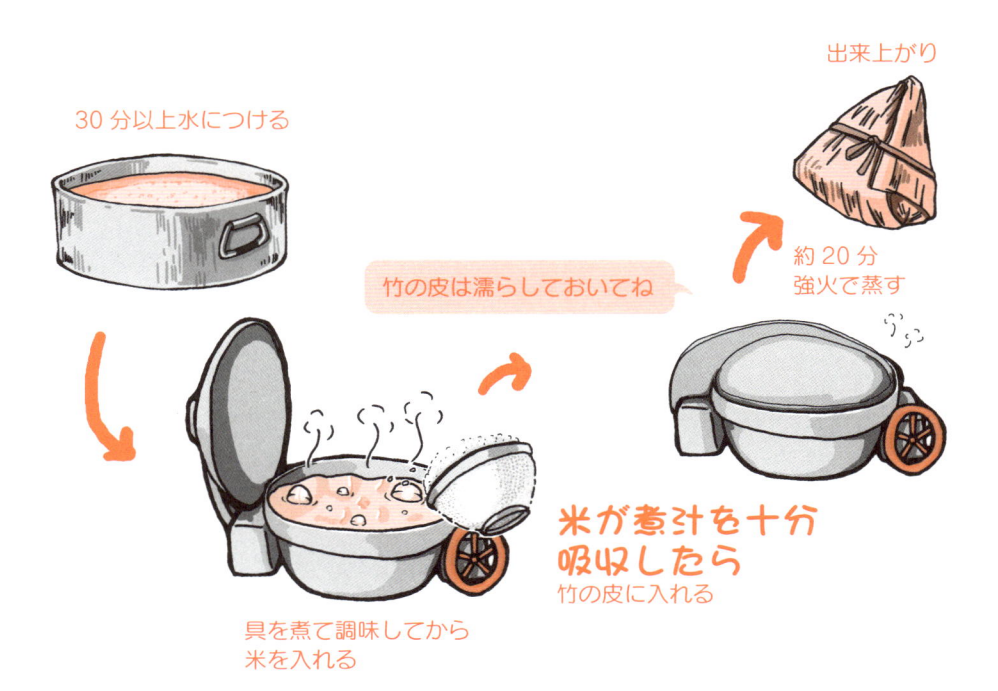

30分以上水につける

竹の皮は濡らしておいてね

出来上がり

約20分
強火で蒸す

米が煮汁を十分
吸収したら
竹の皮に入れる

具を煮て調味してから
米を入れる

☆米は30分以上浸水させてから水きりしておきます．具を煮て調味し，米を入れ，弱火で静かに混ぜます．煮汁が吸収されてなくなったら竹の皮などに入れて，20分くらい強火で蒸します．

3 チキンライスは下味をつけて炊いたご飯に具を混ぜる

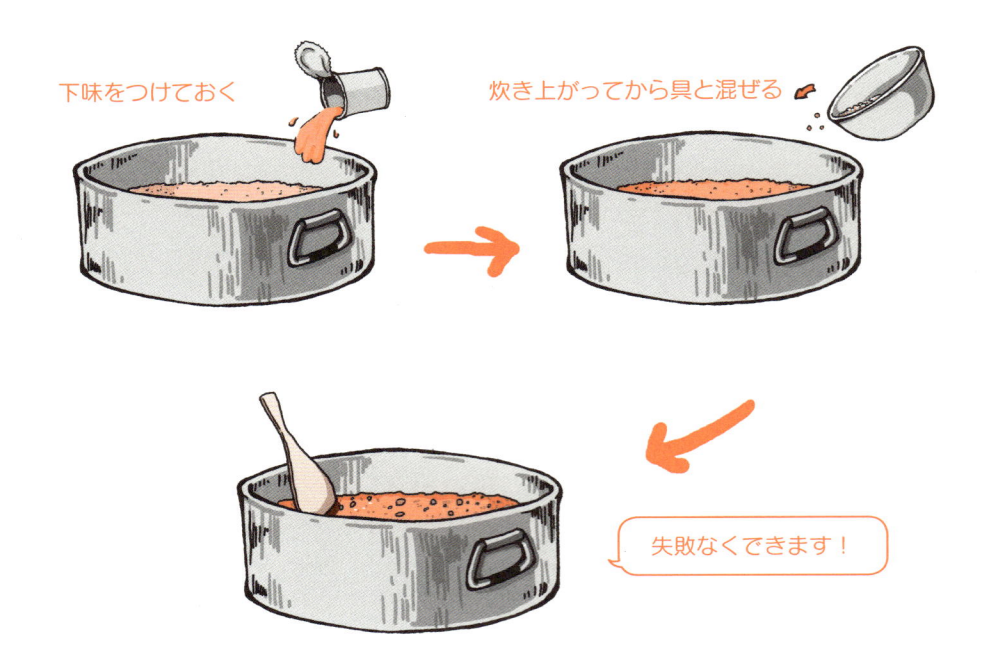

下味をつけておく　　　　　　　　　炊き上がってから具と混ぜる

失敗なくできます！

☆チキンライスはケチャップ，ピューレなどを使用して炊き込むので，生煮え飯，焦げ飯などになりやすい料理です．米は，水の使用量の 1/10 のトマトジュース（ケチャップの場合は 15 倍に薄めたもの）で下味をつけて炊き，別につくった具と混ぜ合わせると失敗なくできます．

13 デザート
－簡単で見た目よく－

1　小麦粉と白玉粉は，別々に練ってから合わせる

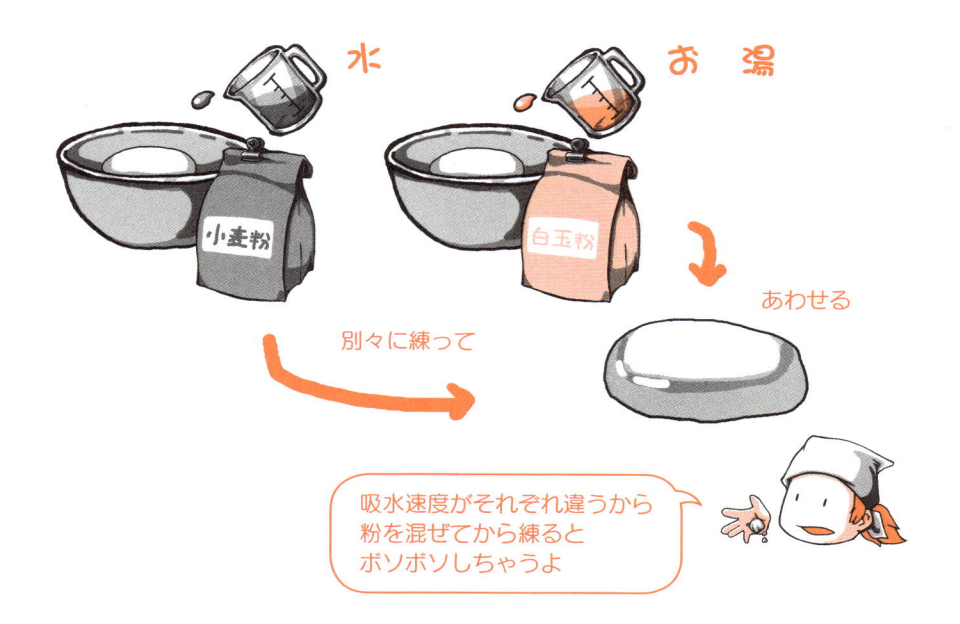

水　　　　　お湯

別々に練って

あわせる

吸水速度がそれぞれ違うから
粉を混ぜてから練ると
ボソボソしちゃうよ

☆小麦粉は水で，白玉粉はぬるま湯で，それぞれ練ってから両方を合わせるとスムーズになめらかに練ることができます．小麦粉と白玉粉を混ぜてから練ってもうまくいきません．

2　フルーツポンチのシロップの水は2回に分けて入れる

☆フルーツポンチやみつ豆などに使用する蜜（シロップ）は，砂糖と水を一度に煮立てるのではなく，使用量の1/2以下の水と砂糖全量でよく煮てから残りの水を加え，煮詰めるとうまくいきます．

3　果汁入り寒天デザートは，果汁を入れたら煮立たせない

☆寒天が溶けたら早めに砂糖を加え，よく煮溶かしてから果汁を加えます．果汁を加えたら，煮立たせないことが大切です．
なぜ？　果汁を加えてから沸騰が続くと凝固しないことがあります．

4　ゼラチンは，湯せんで調理する．沸騰させてはダメ

☆湯せんで調理すると，焦げることもなくゼラチンの分解もないので，温度管理もしやすくなります．ゼラチンを使用するときは絶対に沸騰させてはいけません．
なぜ？　強火で加熱すると釜の内側の温度が上がり，焦げたり，ゼラチンが一部分解し，うまく凝固しないことがあります．

5　スイートポテトのさつまいもは，大きくカットしてゆでる

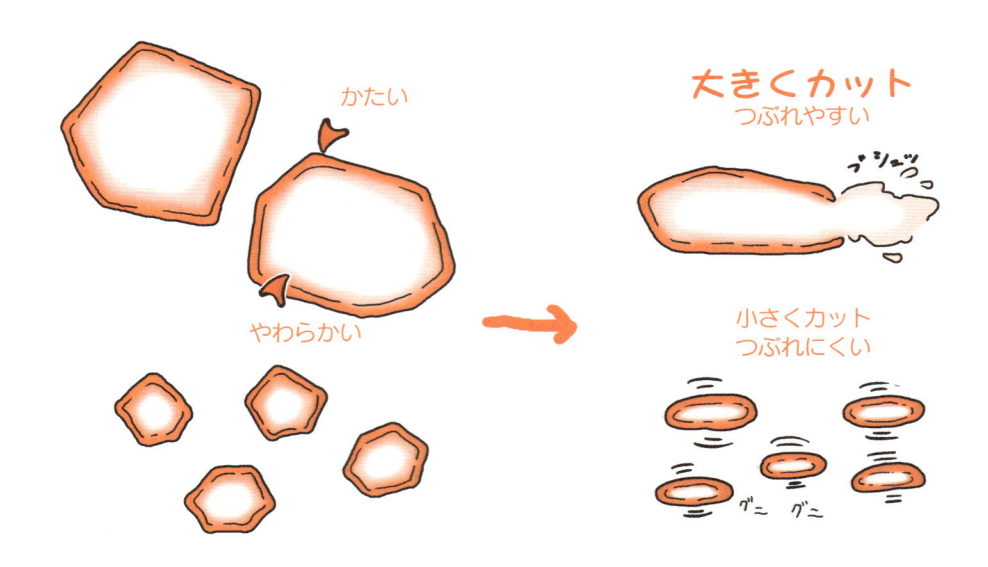

かたい

やわらかい

大きくカット
つぶれやすい

小さくカット
つぶれにくい

なぜ？　切断面は熱を加えるとつぶれにくくなります．小さくカットすると切断面の表面積が大きくなり，つぶれにくくなります．
さらに　蒸してつぶすより，ゆでてゆで汁を少し残した状態でつぶすとうまくできます．熱いうちによくつぶしてからバター，砂糖，牛乳を混ぜます．先にバター，砂糖を入れるとつぶしにくくなります．

C

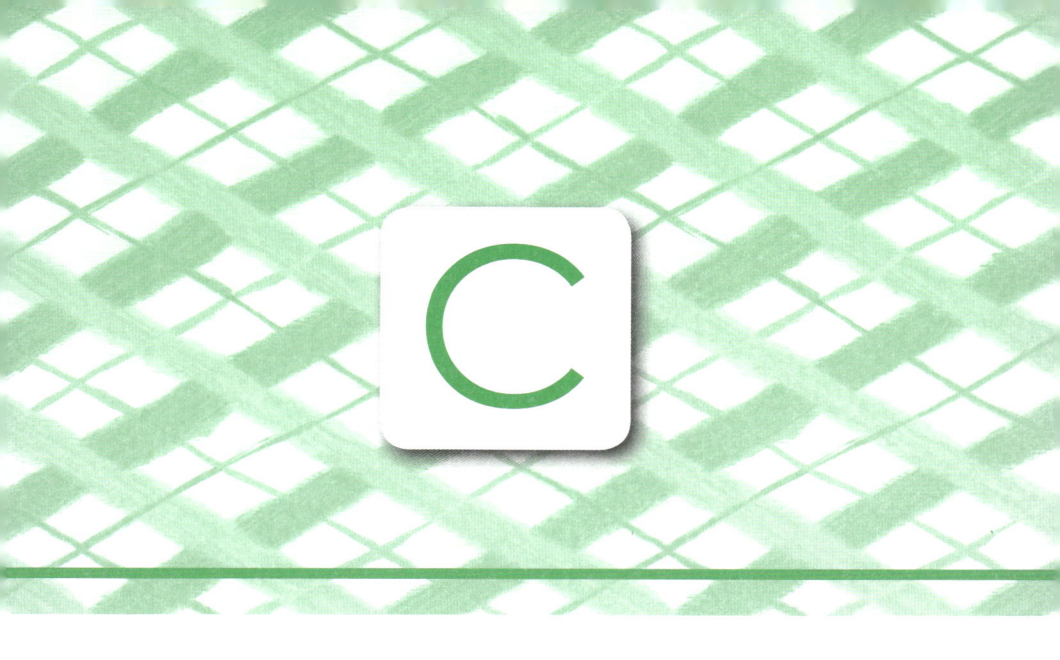

大量調理の衛生管理

1 衛生的に安全な食事の提供

　大量調理においては「おいしい」だけでなく，「衛生的に安全」な食事であることが求められます．そのための重要ポイントが3つあります．

　①調理従事者の衛生管理
　②施設・設備・調理器具等の衛生管理
　③食品・調理工程の衛生管理

　これらを徹底するためには，調理従事者の「衛生や安全に対する知識と意識」が重要で，「マニュアル化して実践すること」につきます．
　給食施設の衛生管理は，食中毒防止を目的として作成された「大量調理施設衛生管理マニュアル（最終改正平成29年6月16日,厚生労働省）」に示されています．
　本章では「大量調理施設衛生管理マニュアル」を参考に，実践マニュアルとしてまとめました．

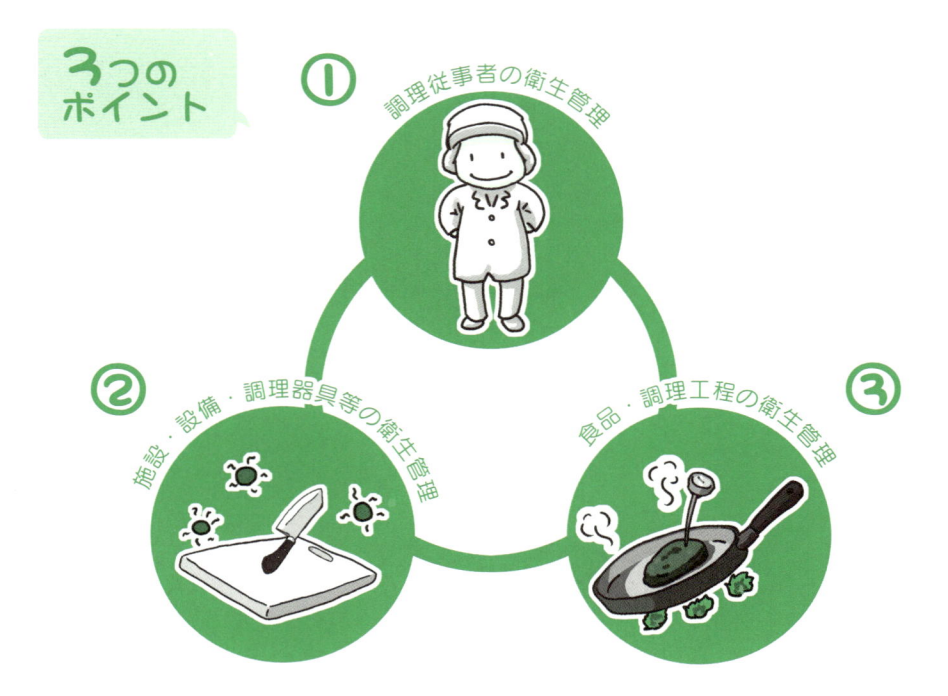

3つのポイント

① 調理従事者の衛生管理
② 施設・設備・調理器具等の衛生管理
③ 食品・調理工程の衛生管理

2 調理従事者の衛生管理

1 健康管理

①健康診断は年1回以上行います．
②検便検査は月1回以上行います．
③発熱・下痢などの症状や，手指に化膿がある場合は調理に従事できません．

2 身仕度

装身具（ピアス，イヤリング，時計，指輪）は外す

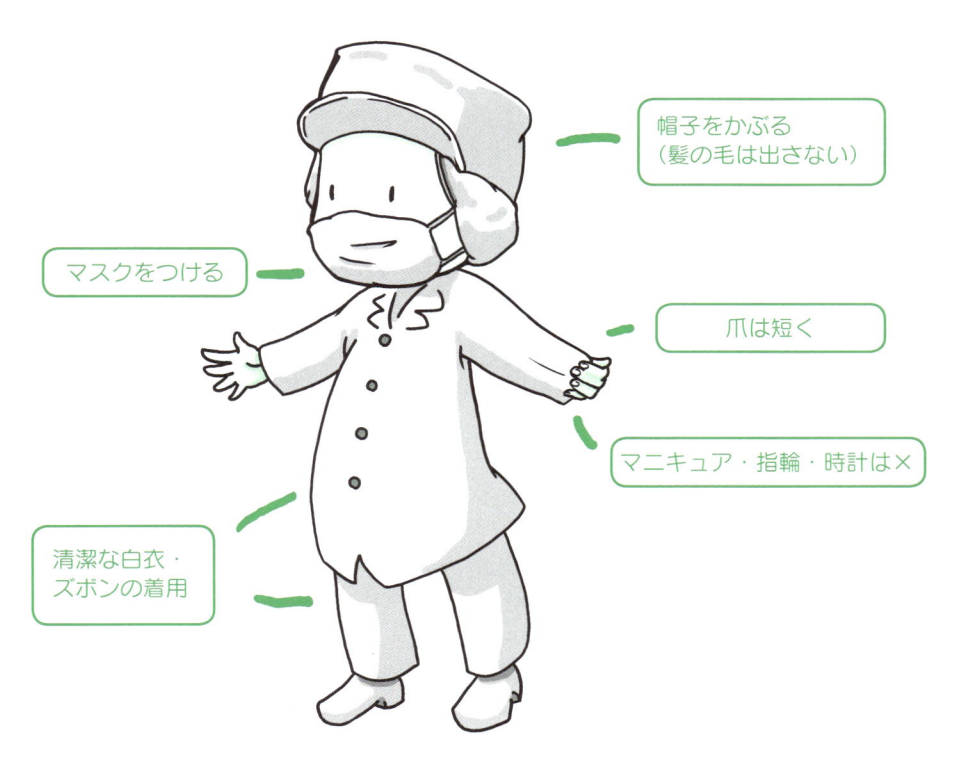

帽子をかぶる
（髪の毛は出さない）

マスクをつける

爪は短く

マニキュア・指輪・時計は×

清潔な白衣・ズボンの着用

調理従事者の衛生管理 ➡ ちょっとくわしく p.102

3 手洗いマニュアル

a　手洗いの仕方

① 肘から下を水でぬらし，石けんをつける

② 手のひらでよく泡立てる

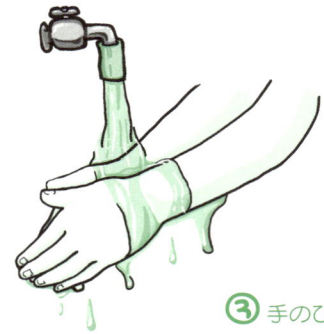

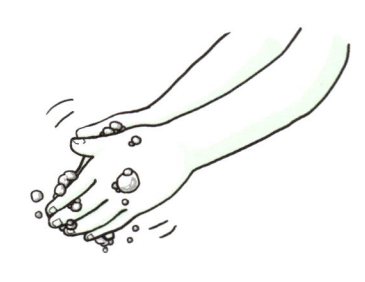

③ 手のひら，手の甲をよくもみ洗う

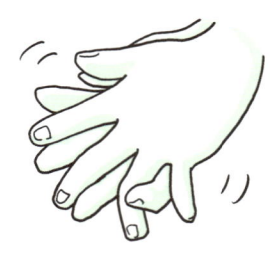

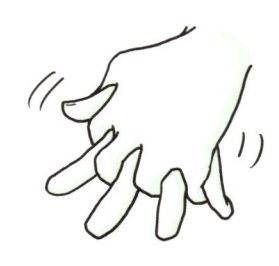

④ 両手を組むように指の間→親指→指先をもみ洗う

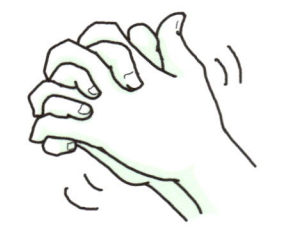

⑤ 爪ブラシで爪の間をブラッシング

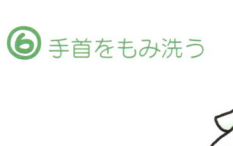

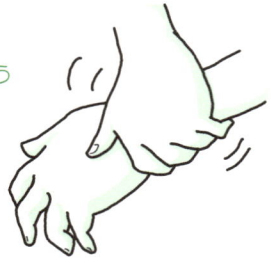

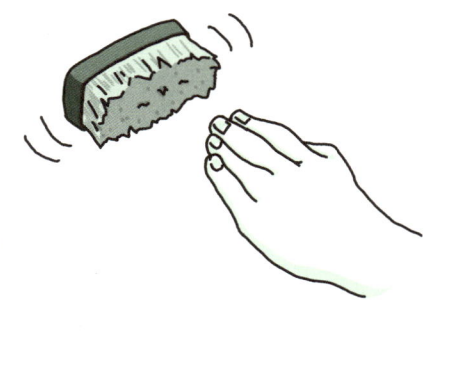

⑥ 手首をもみ洗う

⑦ 流水で十分にすすぐ

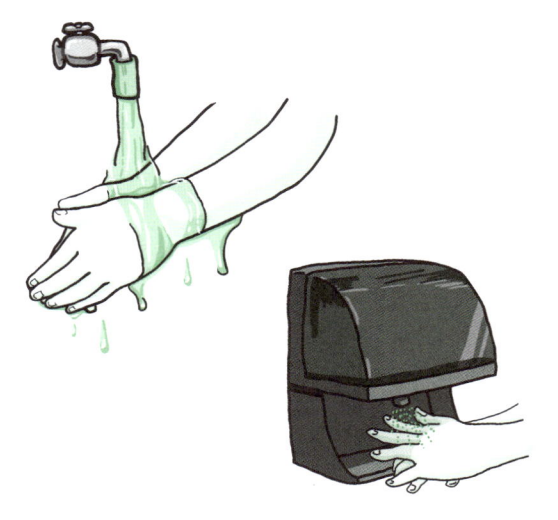

⑧ ペーパータオルで水気をとるか，温風乾燥機で乾かす

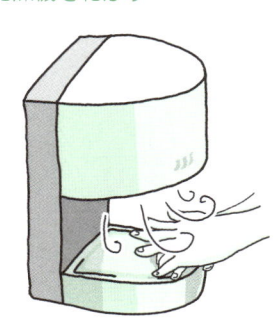

⑨ 殺菌消毒：アルコール噴霧 乾燥するまで両手をすり込む

b 手洗いが不十分になりやすいところ

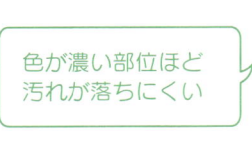

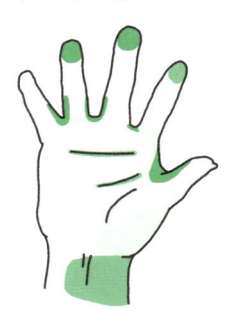

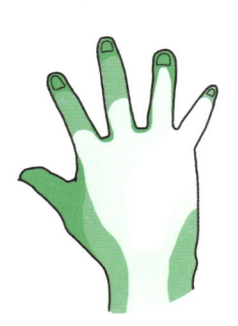

色が濃い部位ほど汚れが落ちにくい

c 手洗いはどんなときに行うの？
手洗いは，次のようなときに必ず行いましょう．
① 厨房（調理室）に入室時
② 作業開始前
③ 検収室および下調理室から調理室に移動した時
④ 生の魚肉類，鶏卵，生の野菜類に触れた後
⑤ 調理・盛り付け・配膳前
⑥ 調理以外の作業終了後（筆記用具に触るなど）
⑦ 手袋着用の前後

手洗いマニュアル ➡ ちょっとくわしく p.104

3 器具などの洗浄・殺菌マニュアル

1 包丁，まな板，ボール，バットなどの調理器具

① 中性洗剤を含ませたスポンジ，たわしでこすり洗う

↓

② 流水ですすぐ

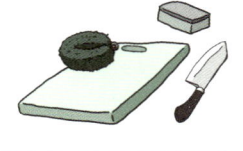

↓

③-1 ペーパータオル，清潔なふきんで水気を拭き取る

③-2 80℃以上で5分間殺菌（鍋）

③-3 消毒液に10分間浸漬後，すすぐ

↓

④ アルコールをスプレーする

④ 乾燥・清潔な保管庫に保管

※③-1,2,3のどれかを行う

注意！
・使用する前にはアルコールをスプレーします．
・フードカッター，皮むき機は，使用前と使用後に分解して洗浄・殺菌・乾燥を行います．

2 ふきん

① バットなどの容器に中性洗剤希釈液をつくり，使用したふきんを随時入れておく

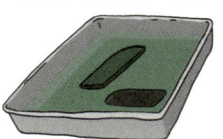

↓

② 30分放置後，もみ洗いをし，流水ですすぐ

↓

③-1 100℃，5分間以上，煮沸殺菌

③-2 消毒液に15分くらい放置後，流水ですすぐ

↓

④ 清潔な場所で乾燥・保管，または乾燥機で乾燥・保管

※③-1,2のどちらかを行う

参考！ 洗濯機で洗浄・消毒・乾燥を行うこともできます．

3 調理台

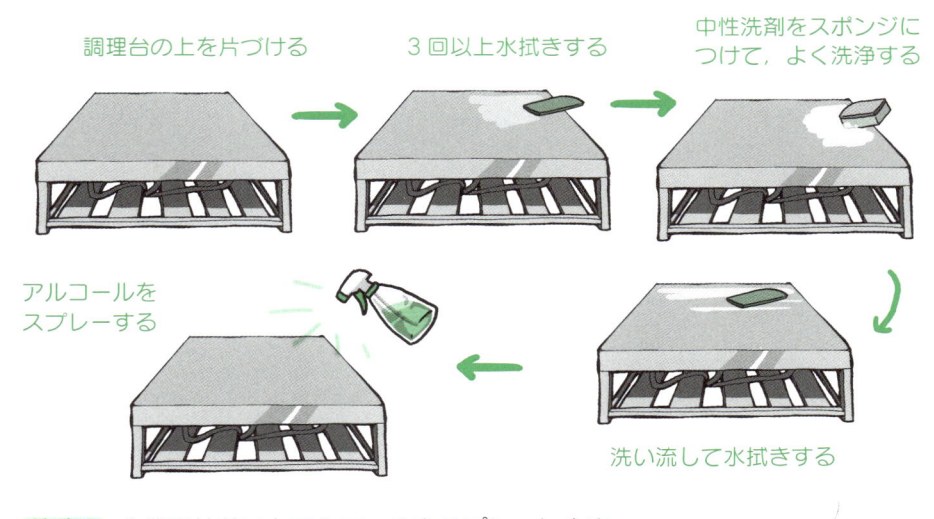

調理台の上を片づける

3回以上水拭きする

中性洗剤をスポンジにつけて，よく洗浄する

アルコールをスプレーする

洗い流して水拭きする

注意！ 作業開始前にもアルコールをスプレーします．

4 食　器

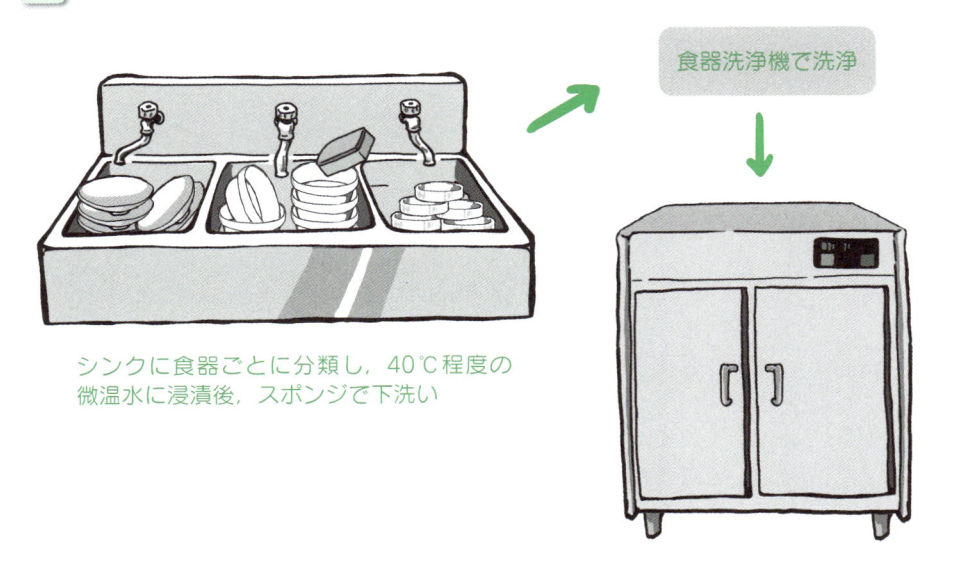

シンクに食器ごとに分類し，40℃程度の微温水に浸漬後，スポンジで下洗い

食器洗浄機で洗浄

食器の種類ごとにカゴに入れ，食器消毒保管庫で消毒（殺菌）

5 ガスレンジ

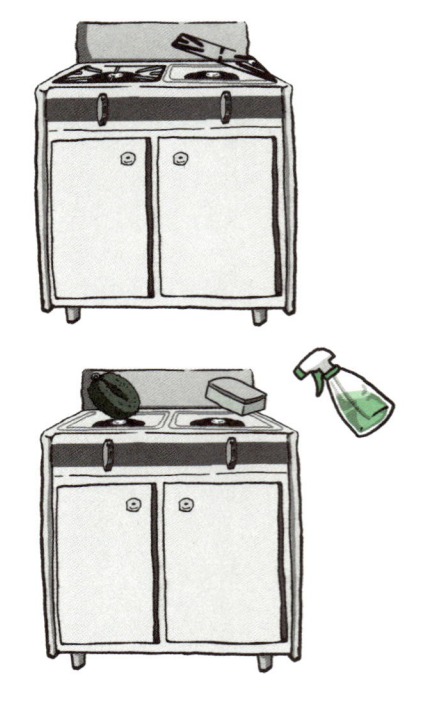

五徳（ごとく）など取り外せるものは取り外す

↓

油汚れなどを洗浄し，スポンジ，たわしでこすり洗い

↓

流水ですすいで水気を拭き取る

↓

本体も洗剤をスプレーし，スポンジでこすり洗い

↓

水拭きして洗剤を拭き取る

6 冷蔵庫，冷凍庫，食器戸棚，器具保管庫など

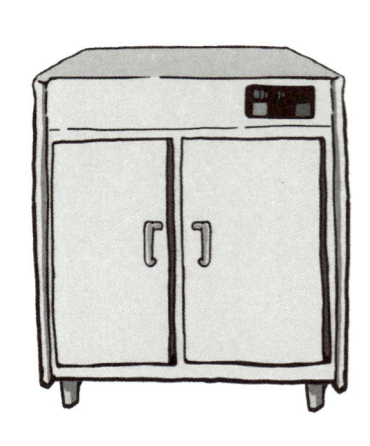

器具保管庫

① 扉や取っ手は**毎日**清拭する

② 庫内は**週1回**清掃・消毒する

7 シンク

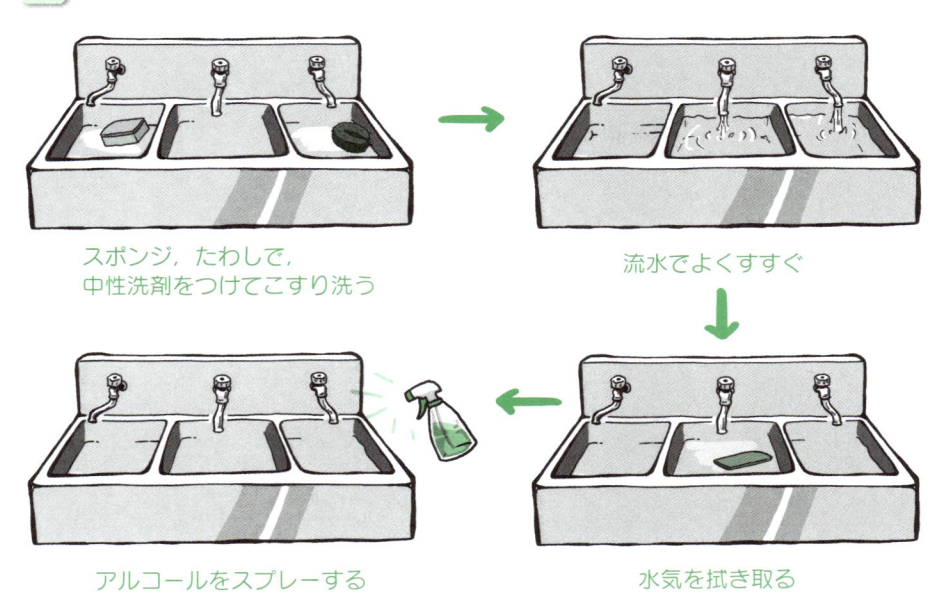

スポンジ，たわしで，中性洗剤をつけてこすり洗う

流水でよくすすぐ

水気を拭き取る

アルコールをスプレーする

8 床，グリストラップ，排水溝

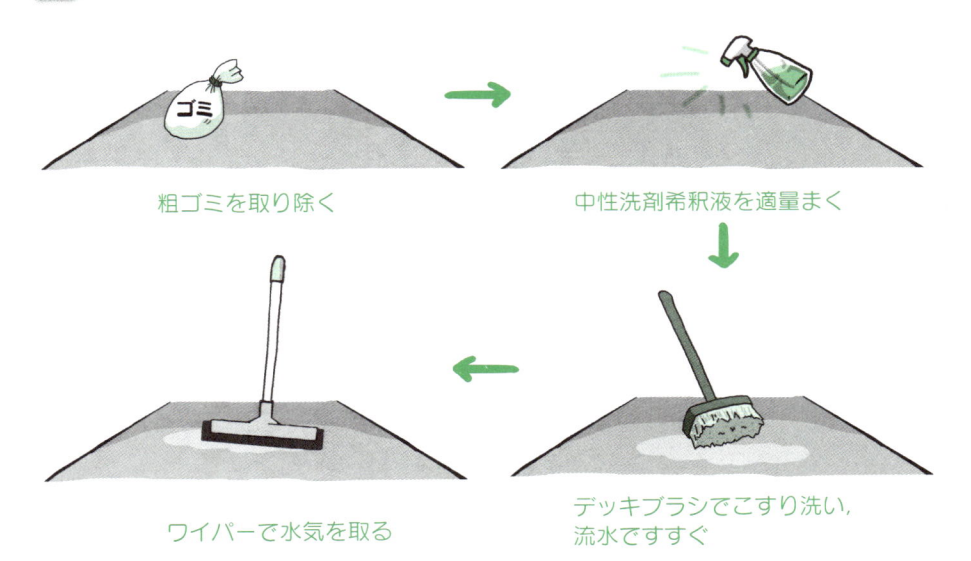

粗ゴミを取り除く

中性洗剤希釈液を適量まく

デッキブラシでこすり洗い，流水ですすぐ

ワイパーで水気を取る

器具等の洗浄・殺菌マニュアル ➡ ちょっとくわしく p.104

4 食品の衛生管理 その1
－食材料の購入・検収・保管マニュアル－

1 食材料の購入

　缶詰，調味料など，保存可能な食品を除き，生鮮食品類は使いきる量を調理当日に納入します．

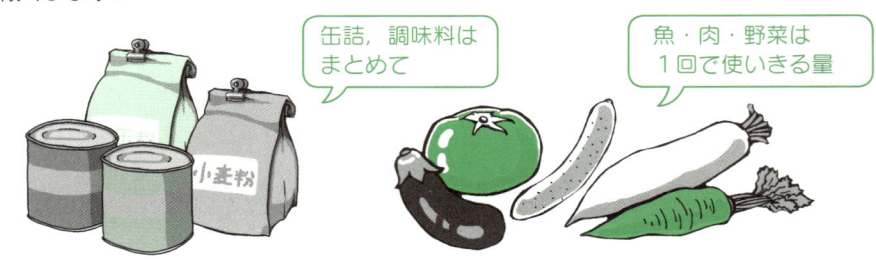

> 缶詰，調味料はまとめて

> 魚・肉・野菜は1回で使いきる量

2 検収の立ち合い

　注文量，品質，鮮度，品温，異物混入などの点検・記録をとります．

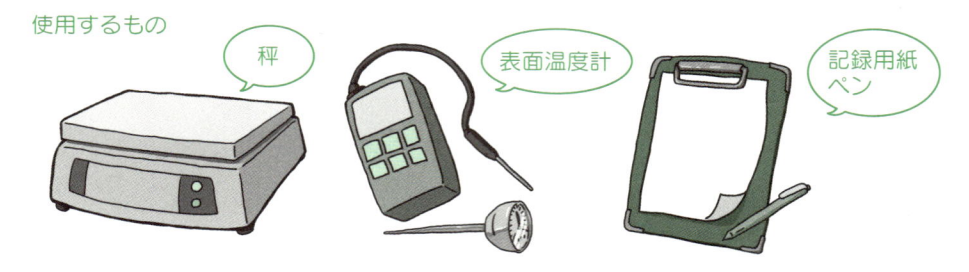

使用するもの

> 秤

> 表面温度計

> 記録用紙ペン

注意！
- 検収は検収室で行い，専用の清潔なふた付き容器に入れ替えます．
- 生鮮食品は流通時の温度管理を確認します．
  ➡ ちょっとくわしく p.108
- 食品の保管温度は下記の通りです．

食　材	保管温度
野菜・果物類	10℃前後
食肉類	10℃以下
生鮮魚介類	5℃以下
冷凍食品は，解凍または加熱する直前まで	－15℃以下

3 保存食（検食：衛生検査資料）の採取

　原材料および調理済み食品を食品ごとに，約 50g ずつ清潔な容器（ビニール袋など）に入れ，密封して − 20℃以下で 2 週間以上保存します．

　原材料はとくに洗浄・殺菌などを行わず購入した状態で，調理済み食品は配膳後の状態で保存します．

注意！ 食中毒が発生した場合，原因を明らかにするための検査資料になるので，採取するときは二次汚染に注意して，食材ごとに清潔な専用器具を使用します．

a　原材料

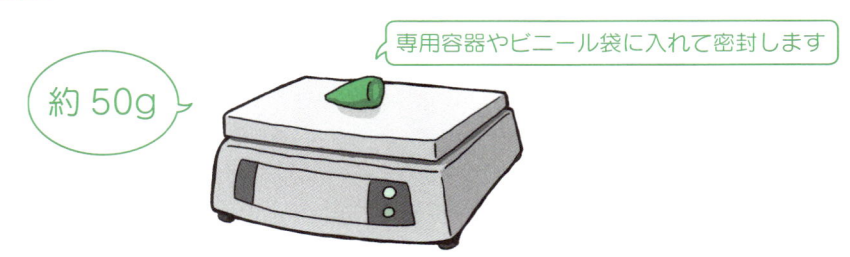

約 50g

専用容器やビニール袋に入れて密封します

b　調理済み食品

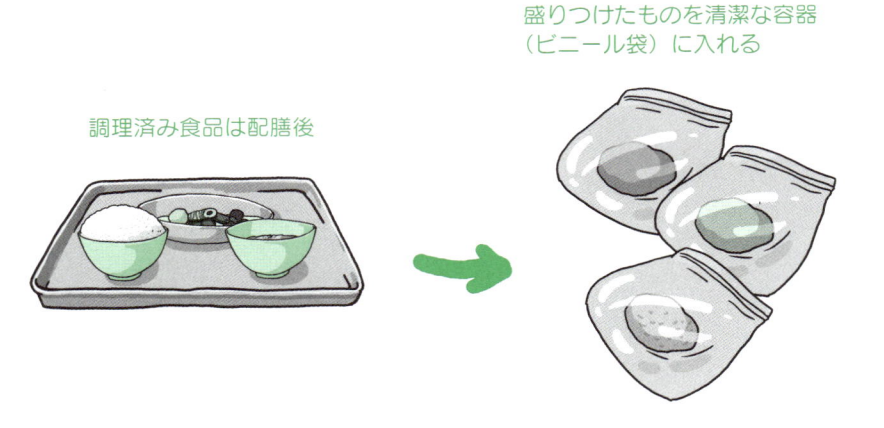

調理済み食品は配膳後

盛りつけたものを清潔な容器（ビニール袋）に入れる

c　保存食採取の悪い例（調理場における衛生管理＆調理技術マニュアル p.52 文部科学省より）
- 密封されていない（テープで巻いただけで密封されていない，ジッパー付きの袋の口が密封されていないなど）．
- 廃棄部を採取している．
- 50g 程度採取されていない．

原材料等の保管管理 ➡ **ちょっとくわしく p.105**

5 食品の衛生管理 その2
－食材料の洗浄・殺菌マニュアル－

1 生食用の野菜

三槽シンク，流水（飲用適の水）で十分洗浄（異物混入がないよう確認）

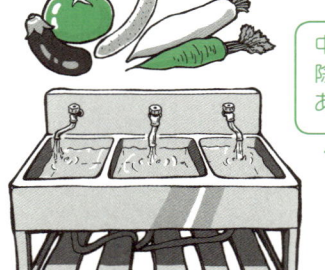

中性洗剤は除菌効果があります

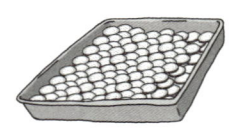

殺菌，次亜塩素酸ナトリウム希釈液に浸漬（5～10分間）

流水で十分すすぎ洗い

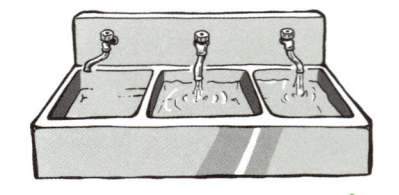

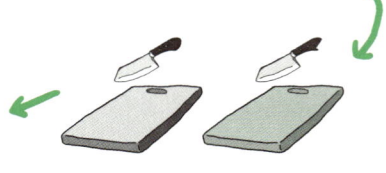

専用まな板・包丁でカット

調理まで30分以上要する場合，清潔な容器に入れ10℃以下で保管

2 加熱用野菜

三槽シンク，流水で十分洗浄（異物混入がないよう確認）

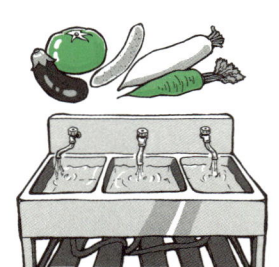

専用まな板・包丁でカット

調理まで30分以上要する場合，清潔な容器に入れ10℃以下で保管

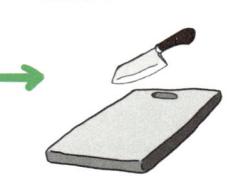

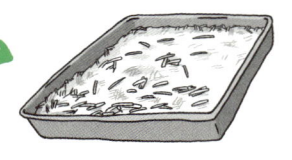

3 果物，ミニトマト

三槽シンク，流水（飲用適の水）で十分洗浄

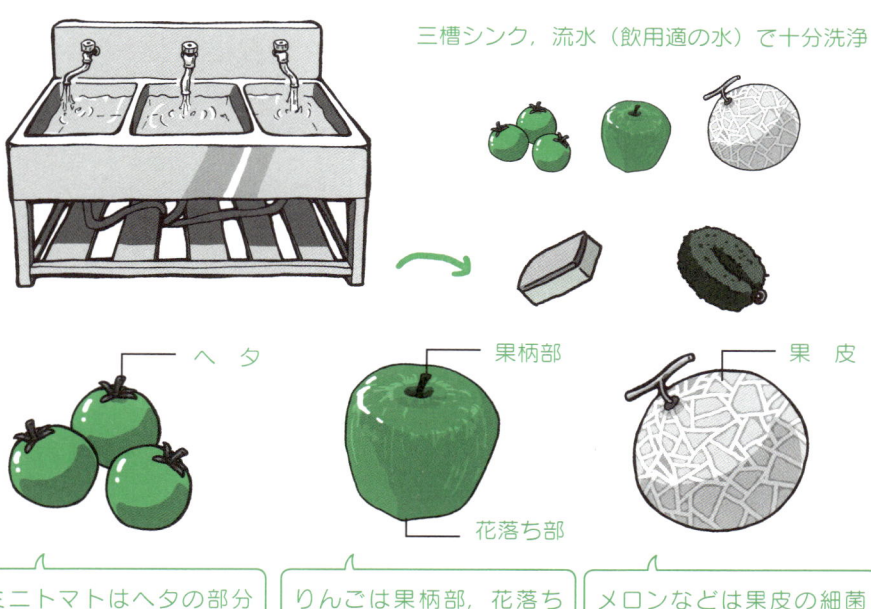

ヘタ　　　　果柄部　　　　果皮

花落ち部

ミニトマトはヘタの部分に細菌が多いので，ヘタを取ってから洗浄

りんごは果柄部，花落ち部に細菌が多いとされているので，スポンジなどで丁寧に洗浄

メロンなどは果皮の細菌汚染が著しいので，スポンジ，たわしなどで丁寧に洗浄

（調理場における衛生管理＆調理技術マニュアル p.12 文部科学省より）

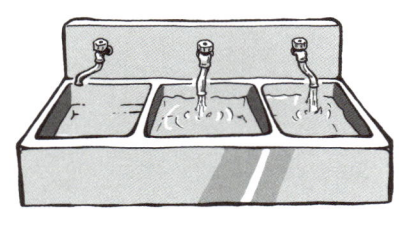

必要に応じて次亜塩素酸ナトリウム希釈液で殺菌し，流水で十分すすぎ洗い

専用まな板・包丁でカット

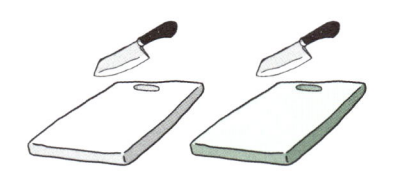

調理まで 30 分以上要する場合，清潔な容器に入れ 10℃以下で保管

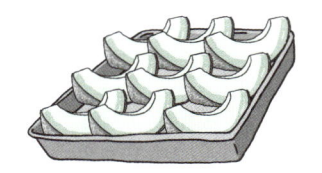

97

6 加熱調理食品の中心温度・加熱時間の記録マニュアル

1 揚げ物

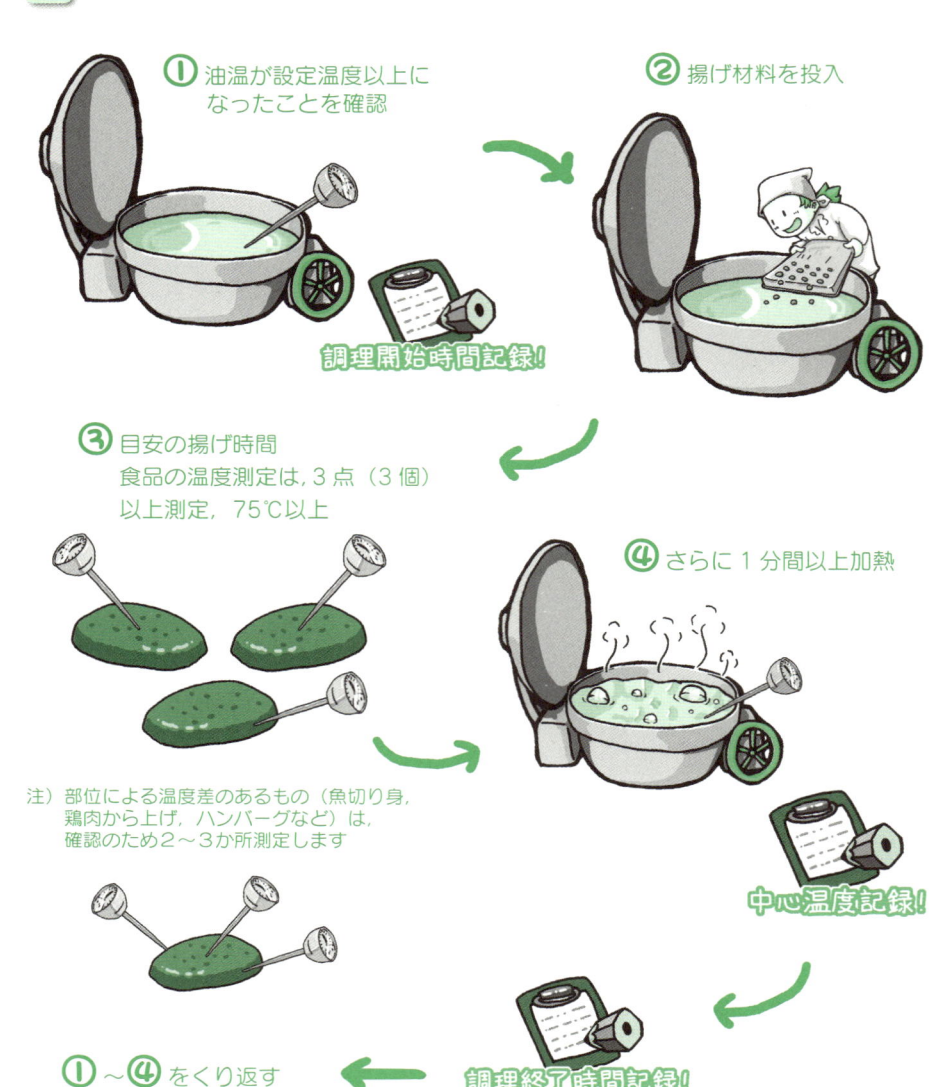

① 油温が設定温度以上になったことを確認

調理開始時間記録！

② 揚げ材料を投入

③ 目安の揚げ時間
食品の温度測定は，3点（3個）以上測定，75℃以上

④ さらに1分間以上加熱

注）部位による温度差のあるもの（魚切り身，鶏肉から揚げ，ハンバーグなど）は，確認のため2〜3か所測定します

中心温度記録！

調理終了時間記録！

①〜④をくり返す

2 焼き物，蒸し物

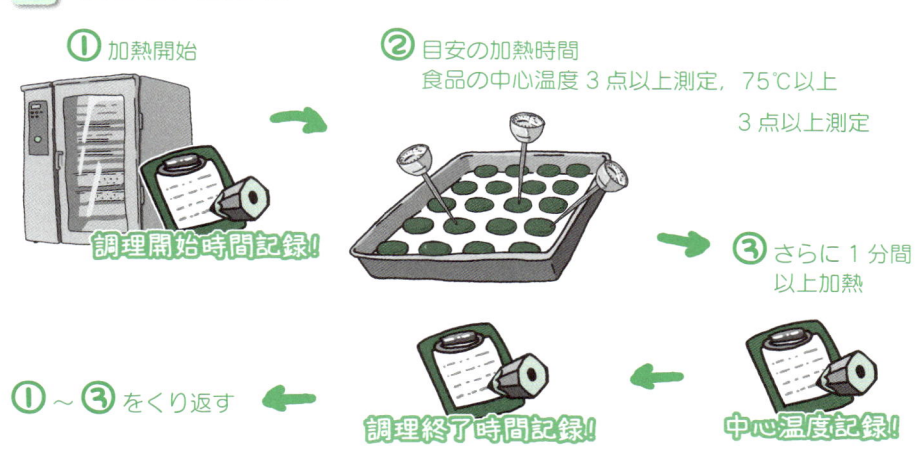

① 加熱開始
調理開始時間記録！

② 目安の加熱時間
食品の中心温度 3 点以上測定，75℃以上
3 点以上測定

③ さらに 1 分間以上加熱
中心温度記録！

調理終了時間記録！

①〜③をくり返す

3 煮物，炒め物

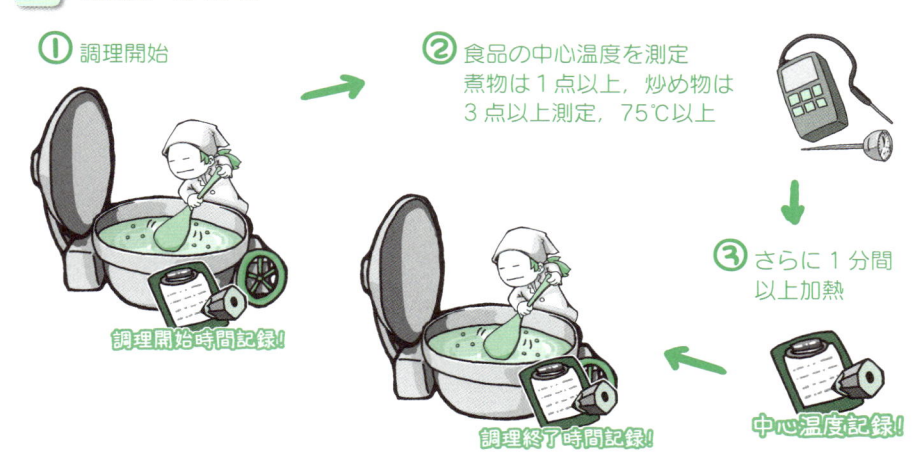

① 調理開始
調理開始時間記録！

② 食品の中心温度を測定
煮物は 1 点以上，炒め物は 3 点以上測定，75℃以上

③ さらに 1 分間以上加熱
中心温度記録！

調理終了時間記録！

注意！
- 二枚貝などノロウイルス汚染の危険があるものは 85〜90℃，90 秒間以上加熱します．
- 調理の順序は食肉類の加熱を優先します．
- 温度測定は最も熱が通りにくい食材を選びます．
- 中心温度が測定できない食材の場合（キャベツ，ほうれんそうなど）は，調理釜の中心付近温度を 3 点以上（煮物の場合は 1 点以上）測定します．

加熱調理食品の中心温度・加熱時間の記録マニュアル

➡ ちょっとくわしく p.106

7 調理後の食品の温度管理マニュアル

- 調理が終了した料理（食品）は，すみやかに提供します．
- 調理後，供食までの時間は 2 時間を限度とします．
- 供食するまでの温度管理

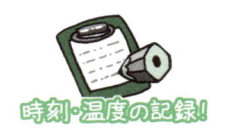

時刻・温度の記録！

- 冷製食品は，冷蔵庫（10℃以下），加熱調理食品は，温蔵庫（65℃以上）で保存します．
- 保温・保冷配膳車を利用し，保温（65℃以上），保冷（10℃以下）で管理します．

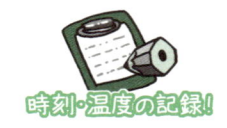

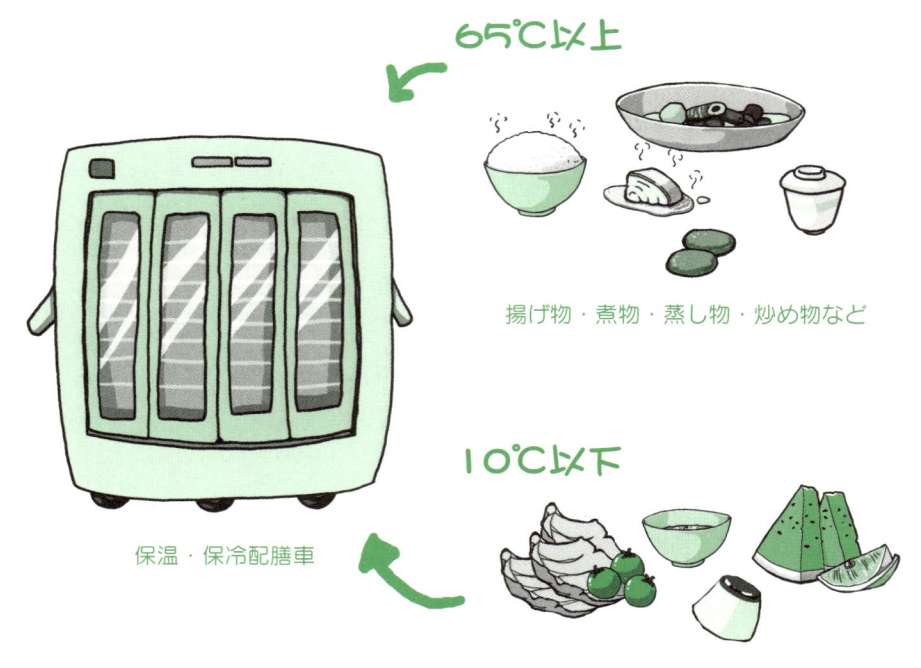

時刻・温度の記録！

65℃以上

揚げ物・煮物・蒸し物・炒め物など

10℃以下

保温・保冷配膳車

サラダ・あえ物・デザート・果物など

ちょっとくわしく

大量調理施設衛生管理マニュアル（平成 9 年 3 月 24 日付衛食第 85 号別添，最終改正平成 29 年 6 月 16 日付生食発 0616 第 1 号）より抜粋．

1 調理従事者の毎日の衛生管理点検表

点検項目は意識して習慣化させましょう．

	点検項目	点検結果
①	健康診断，検便検査の結果に異常はありませんか．	
②	下痢，嘔吐，発熱などの症状はありませんか．	
③	手指や顔面に化膿創がありませんか．	
④	着用する外衣，帽子は毎日専用で清潔なものに交換されていますか．	
⑤	毛髪が帽子から出ていませんか．	
⑥	作業場専用の履き物を使っていますか．	
⑦	爪は短く切っていますか．	
⑧	指輪やマニキュアをしていませんか．	
⑨	手洗いを適切な時期に適切な方法で行っていますか．	
⑩	下処理から調理場への移動の際には外衣，履き物の交換（履き物の交換が困難な場合には，履き物の消毒）が行われていますか．	
⑪	便所には，調理作業時に着用する外衣，帽子，履き物のまま入らないようにしていますか．	
⑫	調理，点検に従事しない者が，やむを得ず，調理施設に立ち入る場合には，専用の清潔な帽子，外衣及び履き物を着用させ，手洗い及び手指の消毒を行わせましたか．	立ち入った者	

髪の毛を帽子の中に入れましょう！

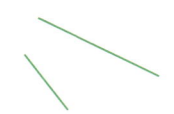

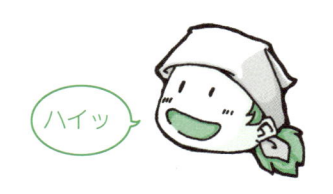

ハイッ

2 調理などにおける厳守事項

1 下処理・調理中の取扱い

	点検項目	点検結果
①	非汚染作業区域内に汚染を持ち込まないよう，下処理を確実に実施していますか．	
②	冷凍又は冷凍設備から出した原材料は速やかに下処理，調理に移行させていますか．非加熱で供される食品は下処理後速やかに調理に移行していますか．	
③	野菜及び果物を加熱せずに供する場合には，適切な洗浄（必要に応じて殺菌）を実施していますか．	
④	加熱調理食品は中心部が十分（75℃で1分間以上（二枚貝等ノロウイルス汚染のおそれのある食品の場合は 85～90℃で 90 秒間以上）等）加熱されていますか．	
⑤	食品及び移動性の調理器具並びに容器の取扱いは床面から 60cm 以上の場所で行われていますか．（ただし，跳ね水等からの直接汚染が防止できる食缶等で食品を取り扱う場合には，30cm 以上の台にのせて行うこと．）	
⑥	加熱調理後の食品の冷却，非加熱調理食品の下処理後における調理場等での一時保管等は清潔な場所で行われていますか．	
⑦	加熱調理食品にトッピングする非加熱調理食品は，直接喫食する非加熱調理食品と同様の衛生管理を行い，トッピングする時期は提供までの時間が極力短くなるようにしていますか．	

2 調理後の取扱い

	点検項目	点検結果
①	加熱調理後，食品を冷却する場合には，速やかに中心温度を下げる工夫がされていますか．	
②	調理後の食品は，他からの二次汚染を防止するため，衛生的な容器にふたをして保存していますか．	
③	調理後の食品が適切に温度管理（冷却過程の温度管理を含む．）を行い，必要な時刻及び温度が記録されていますか．	
④	配送過程があるものは保冷又は保温設備のある運搬車を用いるなどにより，適切な温度管理を行い，必要な時間及び温度等が記録されていますか．	
⑤	調理後の食品は 2 時間以内に喫食されていますか．	

3　標準作業書

1　手洗いマニュアル

①水で手をぬらし石けんをつける．
②指，腕を洗う．特に，指の間，指先をよく洗う（30秒程度）．
③石けんをよく洗い流す（20秒程度）．
④使い捨てペーパータオル等でふく（タオル等の共用はしないこと）．
⑤消毒用のアルコールをかけて手指によくすりこむ．
⑥下記の場合には，①から③までの手順を2回実施する．
- 作業開始前及び用便後
- 汚染作業区域から非汚染作業区域に移動する場合
- 食品に直接触れる作業にあたる直前
- 生の食肉類，魚介類，卵殻等微生物の汚染源となるおそれのある食品等に触れた後，他の食品や器具等に触れる場合
- 配膳の前

2　器具等の洗浄・殺菌マニュアル

a　調理機械
①機械本体・部品を分解する．なお，分解した部品は床にじか置きしないようにする．
②食品製造用水（40℃程度の微温水が望ましい）で3回水洗いする．
③スポンジタワシに中性洗剤又は弱アルカリ性洗剤をつけてよく洗浄する．
④食品製造用水（40℃程度の微温水が望ましい）でよく洗剤を洗い流す．
⑤部品は80℃で5分間以上の加熱又はこれと同等の効果を有する方法[注1]で殺菌を行う．
⑥よく乾燥させる．
⑦機械本体・部品を組み立てる．
⑧作業開始前に70％アルコール噴霧又はこれと同等の効果を有する方法で殺菌を行う．

b　調理台
①調理台周辺の片づけを行う．
②食品製造用水（40℃程度の微温水が望ましい）で3回水洗いする．
③スポンジタワシに中性洗剤又は弱アルカリ性洗剤をつけてよく洗浄する．
④食品製造用水（40℃程度の微温水が望ましい）でよく洗剤を洗い流す．
⑤よく乾燥させる．

⑥70%アルコール噴霧又はこれと同等の効果を有する方法[注1]で殺菌を行う.
⑦作業開始前に⑥と同様の方法で殺菌を行う.

c **まな板，包丁，へら等**
①食品製造用水（40℃程度の微温水が望ましい）で3回水洗いする.
②スポンジタワシに中性洗剤又は弱アルカリ性洗剤をつけてよく洗浄する.
③食品製造用水（40℃程度の微温水が望ましい）でよく洗剤を洗い流す.
④80℃で5分間以上の加熱又はこれと同等の効果を有する方法[注2]で殺菌を行う.
⑤よく乾燥させる.
⑥清潔な保管庫にて保管する.

d **ふきん，タオル等**
①食品製造用水（40℃程度の微温水が望ましい）で3回水洗いする.
②中性洗剤又は弱アルカリ性洗剤をつけてよく洗浄する.
③食品製造用水（40℃程度の微温水が望ましい）でよく洗剤を洗い流す.
④100℃で5分間以上煮沸殺菌を行う.
⑤清潔な場所で乾燥，保管する.

3 原材料等の保管管理マニュアル

a **野菜・果物**[注3]
①衛生害虫，異物混入，腐敗・異臭等がないか点検する．異常品は返品又は使用禁止とする.
②各材料ごとに，50g程度ずつ清潔な容器（ビニール袋等）に密封して入れ，−20℃以下で2週間以上保存する（検食用）.
③専用の清潔な容器に入れ替えるなどして，10℃前後で保存する（冷凍野菜は−15℃以下）.
④流水で3回以上水洗いする.
⑤中性洗剤で洗う.
⑥流水で十分すすぎ洗いする.
⑦必要に応じて，次亜塩素酸ナトリウム等[注4]で殺菌[注5]した後，流水で十分すすぎ洗いする.
⑧水切りする.
⑨専用のまな板，包丁でカットする.
⑩清潔な容器に入れる.
⑪清潔なシートで覆い（容器がふた付きの場合を除く），調理まで30分以上を要する場合には，10℃以下で冷蔵保存する.

b 魚介類, 食肉類
①衛生害虫, 異物混入, 腐敗・異臭等がないか点検する. 異常品は返品又は使用禁止とする.
②各材料ごとに, 50g程度ずつ清潔な容器（ビニール袋等）に密封して入れ, －20℃以下で2週間以上保存する（検食用）.
③専用の清潔な容器に入れ替えるなどして, 食肉類については10℃以下, 魚介類については5℃以下で保存する（冷凍で保存するものは－15℃以下）.
④必要に応じて, 次亜塩素酸ナトリウム等[注6]で殺菌した後, 流水で十分すすぎ洗いする.
⑤専用のまな板, 包丁でカットする.
⑥速やかに調理へ移行させる.

4 加熱調理食品の中心温度及び加熱時間の記録マニュアル

a 揚げ物
①油温が設定した温度以上になったことを確認する.
②調理を開始した時間を記録する.
③調理の途中で適当な時間を見はからって食品の中心温度を校正された温度計で3点以上測定し, 全ての点において75℃以上に達していた場合には, それぞれの中心温度を記録するとともに, その時点からさらに1分以上加熱を続ける（二枚貝等ノロウイルス汚染のおそれのある食品の場合は85～90℃で90秒間以上）.
④最終的な加熱処理時間を記録する.
⑤なお, 複数回同一の作業を繰り返す場合には, 油温が設定した温度以上であることを確認・記録し, ①～④で設定した条件に基づき, 加熱処理を行う. 油温が設定した温度以上に達していない場合には, 油温を上昇させるため必要な措置を講ずる.

b 焼き物及び蒸し物
①調理を開始した時間を記録する.
②調理の途中で適当な時間を見はからって食品の中心温度を校正された温度計で3点以上測定し, 全ての点において75℃以上に達していた場合には, それぞれの中心温度を記録するとともに, その時点からさらに1分以上加熱を続ける（二枚貝等ノロウイルス汚染のおそれのある食品の場合は85～90℃で90秒間以上）.
③最終的な加熱処理時間を記録する.
④なお, 複数回同一の作業を繰り返す場合には, ①～③で設定した条件に基づき, 加熱処理を行う. この場合, 中心温度の測定は, 最も熱が通りにくいと考えら

れる場所の1点のみでもよい.

c 煮物及び炒め物

　調理の順序は食肉類の加熱を優先すること. 食肉類, 魚介類, 野菜類の冷凍品を使用する場合には, 十分解凍してから調理を行うこと.

① 調理の途中で適当な時間を見はからって, 最も熱が通りにくい具材を選び, 食品の中心温度を校正された温度計で3点以上(煮物の場合は1点以上)測定し, 全ての点において75℃以上に達していた場合には, それぞれの中心温度を記録するとともに, その時点からさらに1分以上加熱を続ける(二枚貝等ノロウイルス汚染のおそれのある食品の場合は85～90℃で90秒間以上).

　なお, 中心温度を測定できるような具材がない場合には, 調理釜の中心付近の温度を3点以上(煮物の場合は1点以上)測定する.

② 複数回同一の作業を繰り返す場合にも, 同様に点検・記録を行う.

注1: 塩素系消毒剤(次亜塩素酸ナトリウム, 亜塩素酸水, 次亜塩素酸水等)やエタノール系消毒剤には, ノロウイルスに対する不活化効果を期待できるものがある. 使用する場合, 濃度・方法等, 製品の指示を守って使用すること. 浸漬により使用することが望ましいが, 浸漬が困難な場合にあっては, 不織布等に十分浸み込ませて清拭すること.

　(参考文献)「平成27年度ノロウイルスの不活化条件に関する調査報告書」
　(http://www.mhlw.go.jp/file/06-Seisakujouhou-11130500-Shokuhinanzenbu/0000125854.pdf)

注2: 大型のまな板やざる等, 十分な洗浄が困難な器具については, 亜塩素酸水又は次亜塩素酸ナトリウム等の塩素系消毒剤に浸漬するなどして消毒を行うこと.

注3: 表面の汚れが除去され, 分割・細切されずに皮付きで提供されるみかん等の果物にあっては, ③から⑧までを省略して差し支えない.

注4: 次亜塩素酸ナトリウム溶液(200mg/Lで5分間又は100mg/Lで10分間)又はこれと同等の効果を有する亜塩素酸水(きのこ類を除く), 亜塩素酸ナトリウム溶液(生食用野菜に限る), 過酢酸製剤, 次亜塩素酸水並びに食品添加物として使用できる有機酸溶液. これらを使用する場合, 食品衛生法で規定する「食品, 添加物等の規格基準」を遵守すること.

注5: 高齢者, 若齢者及び抵抗力の弱い者を対象とした食事を提供する施設で, 加熱せずに供する場合(表皮を除去する場合を除く.)には, 殺菌を行うこと.

注6: 次亜塩素酸ナトリウム溶液(200mg/Lで5分間又は100mg/Lで10分間)又はこれと同等の効果を有する亜塩素酸水, 亜塩素酸ナトリウム溶液(魚介類を除く.), 過酢酸製剤(魚介類を除く.), 次亜塩素酸水, 次亜臭素酸水(魚介類を除く.)並びに食品添加物として使用できる有機酸溶液. これらを使用する場合, 食品衛生法で規定する「食品, 添加物等の規格基準」を遵守すること.

4　原材料・製品等の保存温度

食品名	保存温度
穀類加工品（小麦粉，デンプン） 砂　糖	室　温 室　温
食肉・鯨肉 細切した食肉・鯨肉を凍結したものを容器包装に入れたもの 食肉製品 鯨肉製品 冷凍食肉製品 冷凍鯨肉製品	10℃以下 −15℃以下 10℃以下 10℃以下 −15℃以下 −15℃以下
ゆでだこ 冷凍ゆでだこ 生食用かき 生食用冷凍かき 冷凍食品	10℃以下 −15℃以下 10℃以下 −15℃以下 −15℃以下
魚肉ソーセージ，魚肉ハム及び特殊包装かまぼこ 冷凍魚肉ねり製品	10℃以下 −15℃以下
液状油脂 固形油脂（ラード，マーガリン，ショートニング，カカオ脂）	室　温 10℃以下
殻付卵 液　卵 凍結卵 乾燥卵	10℃以下 8℃以下 −18℃以下 室　温
ナッツ類 チョコレート	15℃以下 15℃以下
生鮮果実・野菜 生鮮魚介類（生食用鮮魚介類を含む）	10℃前後 5℃以下
乳・濃縮乳 脱脂乳 クリーム	10℃以下
バター チーズ 練　乳	15℃以下
清涼飲料水（食品衛生法の食品，添加物等の規格基準に規定のあるものについては，当該保存基準に従うこと）	室　温

参考文献

1) 殿塚婦美子編著：改訂新版大量調理　品質管理と調理の実際，学建書院（2014）
2) 大量調理施設衛生管理マニュアル：厚生労働省（最終改正平成29年6月）
3) 調理場における衛生管理＆調理技術マニュアル：文部科学省（平成23年3月）
4) p.32 米の浸水時間と吸水量 / 松元文子：改訂調理と水，11，家政教育社（1972）
5) p.40-4 魚の種類による吸塩量の経時変化 / 上柳富美子：家政誌，35，371〜378（1984）

memo

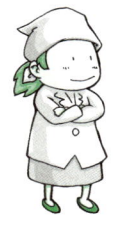

memo

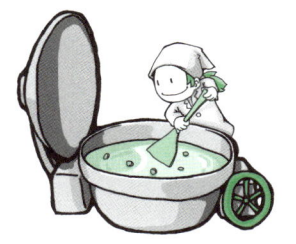

memo

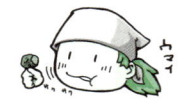

◇著　者

殿塚婦美子（とのづか　ふみこ）
　博士（栄養学）
　女子栄養大学名誉教授
　一般社団法人 EDG 研究会代表理事
（おもな著書）
　大量調理 品質管理と調理の実際（学建書院）
　栄養・食事管理のための施設別給食献立集（建帛社）
　給食管理（第一出版）
　衛生管理＆調理技術マニュアル：文部科学省マニュアル作成ワーキンググループ委員
　65歳からの健康づくりは筋トレ＋肉料理（マガジンハウス）

山本五十六（やまもと　いそろく）
　給食用特殊料理専門調理師・調理技能士
　元日本学校調理師会会長
（おもな著書）
　学校給食調理場における手洗いマニュアル：文部科学省調査研究協力者（ワーキンググループ）
　調理場における洗浄・消毒マニュアル Part1・Part2：文部科学省マニュアル作成ワーキンググループ委員
　衛生管理＆調理技術マニュアル：文部科学省マニュアル作成ワーキンググループ委員

イラスト /Z 企画

イラストでみる
はじめての大量調理

2014 年 9 月 1 日　　第 1 版第 1 刷発行
2016 年 4 月 1 日　　第 1 版第 2 刷発行
2018 年 5 月 1 日　　第 1 版第 3 刷発行
2021 年 7 月 1 日　　第 1 版第 4 刷発行

　　　　　　　　　　　　　　著　　者　殿塚婦美子
　　　　　　　　　　　　　　　　　　　山本五十六
　　　　　　　　　　　　　　発 行 者　百瀬　卓雄
　　　　　　　　　　　　　　発 行 所　株式会社 学建書院
　　　　〒112-0004　東京都文京区後楽 1-1-15　梅澤ビル 3F
　　　　　　　　　　　　　　　　TEL（03）3816-3888
　　　　　　　　　　　　　　　　FAX（03）3814-6679
　　　　　　　　　　　　　http://www.gakkenshoin.co.jp
　　　　　　　　　　　　　印刷製本　シナノ印刷（株）

Ⓒ Fumiko Tonozuka et al., 2014. Printed in Japan ［検印廃止］

JCOPY 〈(一社)出版者著作権管理機構　委託出版物〉
　本書の無断複写は著作権法上での例外を除き禁じられています．複写される場合は，そのつど事前に，(一社)出版者著作権管理機構（電話 03-5244-5088，FAX 03-5244-5089）の許諾を得てください．

ISBN978-4-7624-0882-3

文部科学省編纂

文科省の好評マニュアルを書籍化しました！

学校給食調理従事者研修マニュアル

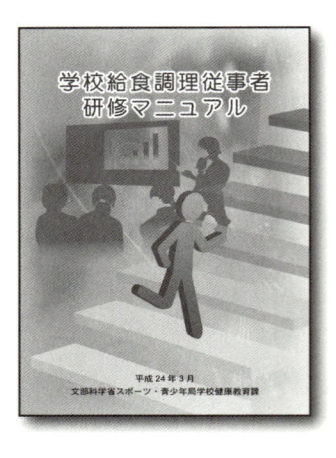

平成24年3月 文部科学省
スポーツ・青少年局学校健康教育課 編纂
A4判 /138頁 / カラー /ISBN978-4-7624-0884-7
定価 1,980円（本体 1,800円＋税）

- 食中毒ゼロをめざした衛生管理のマニュアル書
- 現場で役立つ実践的な情報が満載
- 学校給食調理員の標準的研修プログラムに準拠

もくじ

第1章 学校給食調理従事者の研修の在り方
第2章 学校給食の意義と学校給食従事者の役割
第3章 衛生管理に関する危機管理
第4章 食中毒の基礎知識
第5章 調理従事者の健康管理
第6章 衛生管理を充実させるための手順
　I　主にハード面について
　　Step 1　作業区分の明確化　　　Step 2　ドライ使用及びドライ運用
　　Step 3　手洗い設備の充実　　　Step 4　検収室の整備
　　Step 5　作業動線の確保　　　　Step 6　調理従事者専用トイレの整備
　II　ソフト面について
　　作業工程表・作業動線図の作成
　　厨房機器の衛生的な取扱い
第7章 衛生管理評価のチェックリスト
第8章 調理従事者用衛生管理に関する問題集
第9章 資料
　・消毒剤，洗浄剤の使い方　　　・学校給食法
　・学校給食衛生管理基準　　　　・学校給食における食中毒発生状況

現場ですぐに役立つポイント&アドバイス

調理場における
衛生管理&調理技術マニュアル

安全でおいしい給食を

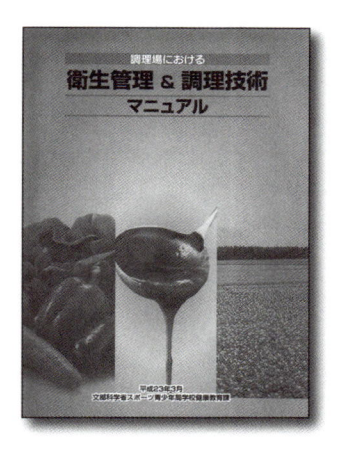

科学的根拠に基づいた，安全でおいしい給食を提供するノウハウをまとめたマニュアル書．野菜の洗い方・切り方，卵の扱い方・ゆで方，下味・調味，乾物の戻し方，だし汁の取り方など，大量調理ならではの調理のポイントをわかりやすく解説．重要点，注意点が色分けされ，見やすく使いやすい．

平成23年3月 文部科学省
スポーツ青少年局学校健康教育課 編纂

A4判/77頁/カラー/ISBN978-4-7624-0878-6
定価 1,100円（本体 1,000円＋税）

- 調理ポイント，ひとことアドバイスが役立つ
- 目からウロコの調理技術
- ひとめでわかるカラー写真満載
- 手順の再確認，作業の統一化に

"手取り足取り"のマニュアル書

主要目次

第1章 「学校給食（大量）調理」の基本的な考え方
　大量調理に役立つ調理科学
第2章 検収室・下処理室における
　衛生管理&調理技術マニュアル
　1 「野菜の皮剥き・洗浄」の基本的な考え方
　2 卵の処理
　3 下味の付け方
第3章 調理室における
　衛生管理&調理技術マニュアル
　1 切裁の基本的な考え方
　2 下準備
第4章 調理形態別調理の
　衛生管理&調理技術マニュアル
　1 調理形態別調理における基本的な考え方

第5章 その他
　1 保存食
　2 あったら便利な調理機器
　3 調理技術のワンポイントアドバイス
第6章 食中毒病因物質の解説
第7章 調理技術の問題等により発生したと
　　　考えられる食中毒事例

毎日の調理作業に役立ちます．ぜひお手元に置いて，ご活用ください．
新人栄養士・調理師の方にも！

よりステップアップしたい方にお勧めします

改訂新版 大量調理
―品質管理と調理の実際―

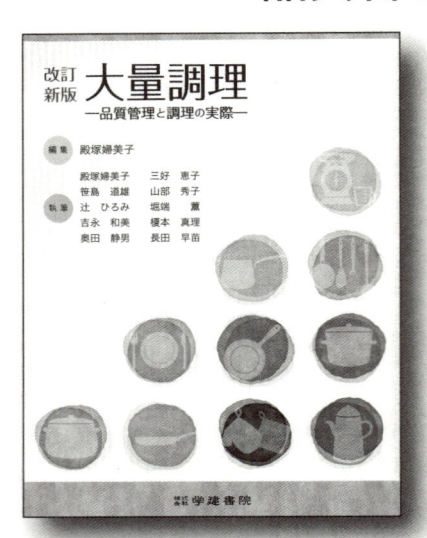

編著	女子栄養大学	殿塚婦美子
著	女子栄養大学短期大学部	三好恵子
	元二葉栄養専門学校	笹島道雄
	天使大学	山部秀子
	東洋大学	辻ひろみ
	女子栄養大学	堀端 薫
	ニチワ電機株式会社	吉永和美
	順天堂大学医学部附属順天堂医院	榎本真理
	株式会社 食域改良研究所	奥田静男
	女子栄養大学短期大学部	長田早苗

B5変型判 / 2色刷 / 289頁 / ISBN978-4-7624-2872-2
定価2,970円（本体2,700円＋税）

安全でおいしい給食をつくるための，大量調理を成功に導く書．大量調理の現象，品質管理と調理の標準化をわかりやすく解説．全221のレシピも充実．

主要目次

1 大量調理の品質管理
 1 大量調理の特性
 2 調理工程と品質管理
 3 HACCPの概念に基づいた衛生管理
2 大量調理の調理機器
 1 水圧式洗米機
 2 球根皮むき機（ポテトピーラー）
 3 合成調理器（フードスライサー）
 4 揚げ物機（フライヤー）
 5 スチームコンベクションオーブン
 6 竪型ガス炊飯器（自動式）
 7 回転釜
 8 ガスレンジ
 9 温蔵庫
 10 急速冷却機（ブラストチラー）
 11 真空冷却機
 12 氷水チラー（ウォーターチラー）
 13 真空包装機
 14 スービークッカー
 15 アクアクッカー
 16 保冷・加熱カート
3 大量調理の方法
 Ⅰ 下調理操作
 Ⅱ ゆで物
 Ⅲ あえ物・酢の物・サラダ
 Ⅳ 煮 物
 Ⅴ 蒸し物
 Ⅵ 焼き物
 Ⅶ 炒め物
 Ⅷ 揚げ物
 Ⅸ 汁 物
 Ⅹ 炊 飯
4 新調理システム
 1 新調理システムにおける生産管理
 2 クックチルシステムの生産管理
 3 真空調理の生産管理
 4 新調理システム導入の効果
 5 新調理システムの衛生管理
 6 クックチルシステムにおける供食システムの検討
5 ニュークックチルシステムとニュークックサーブシステム
6 調理の実際（レシピ221種）